Diretrizes para Assistência
Interdisciplinar em
Câncer de Mama

DIRETRIZES PARA ASSISTÊNCIA INTERDISCIPLINAR EM CÂNCER DE MAMA

Coordenação Editorial
SABRINA COSTA FIGUEIRA
Psicóloga com Especialização em Psico-Oncologia
Psico-Oncologista pela Sociedade Brasileira de Psico-Oncologia (SBPO)
Formação em Biossíntese e Terapia Familiar Sistêmica

MARIA TERESA VEIT
Socióloga
Psicóloga Clínica com Especialização em Psico-Oncologia
Psico-Oncologista pela Sociedade Brasileira de Psico-Oncologia (SBPO)
Especialista em Psicologia Hospitalar
Master Trainer da Iniciativa Global Susan G. Komen for the Cure (US) Focada em Câncer de Mama
Supervisora de Apoio ao Paciente da ABRALE – Associação Brasileira de Linfoma e
Leucemia da Supervisora de Apoio ao Paciente da ABRASTA – Associação Brasileira de Talassemia

PATRÍCIA TERESA VALENTINI DE MELO
Médica com Especialização em Mastologia e Ginecologia e Obstetrícia
Título de Especialista em Mastologia pela Sociedade Brasileira de Mastologia
Presidente da Comissão de Psico-Oncologia da Sociedade Brasileira de Mastologia

RITA DE CÁSSIA MACIEIRA
Psicóloga Clínica com Especialização em Psico-Oncologia
Psico-Oncologista pela Sociedade Brasileira de Psico-Oncologia (SBPO)
Mestrado em Saúde Materno Infantil pela Faculdade de Medicina de Santo Amaro (SP)
Docente dos Cursos de Pós-Graduação da PUC-Minas e da
Faculdade de Ciências da Saúde de São Paulo (FACIS-SP)
Ex-Presidente da Diretoria Nacional da Sociedade Brasileira de Psico-Oncologia (SBPO)
Presidente da Diretoria Estadual de São Paulo da Sociedade Brasileira de Psico-Oncologia (SBPO)

MÁRCIA MARIA ALVES DE CARVALHO STEPHAN
Mestrado em Psicologia pela Fundação Getúlio Vargas (RJ)
Doutorado em Psicologia pela Vrije Universiteit (Amsterdam)
Psico-Oncologista pela Sociedade Brasileira de Psico-Oncologia (SBPO),
Membro da Comissão de Psico-Oncologia da Sociedade Brasileira de Mastologia
Presidente da Diretoria Estadual do Rio de Janeiro da SBPO
Docente do Curso de Especialização em Psico-Oncologia do Ciências Médicas Virtual da
Fundação Educacional Lucas Machado (CMV-FELUMA) – Belo Horizonte, MG
Coordenadora e Docente do Curso de Extensão em Psico-Oncologia da PUC-Rio

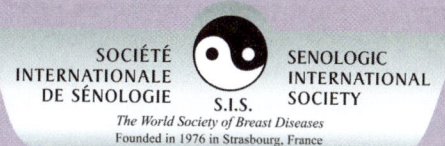

SOCIÉTÉ INTERNATIONALE DE SÉNOLOGIE
S.I.S.
SENOLOGIC INTERNATIONAL SOCIETY
The World Society of Breast Diseases
Founded in 1976 in Strasbourg, France

Sociedade Mundial de Mastologia

Diretrizes para Assistência Interdisciplinar em Câncer de Mama

Idealização e Supervisão Geral
EZIO NOVAIS DIAS
Immediate Past President da Sociedade Mundial de Mastologia (S.I.S.)
Coordenador do Serviço de Mastologia do Hospital São Rafael (Salvador, Bahia – Brasil)
Diretor-Médico do Imago – Instituto de Mastologia, Ginecologia e Obstetrícia da Bahia
Ex-Presidente da Federação Latino-Americana de Mastologia
Ex-Presidente da Sociedade Brasileira de Mastologia

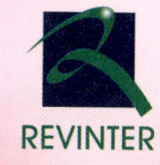

REVINTER

Diretrizes para Assistência Interdisciplinar em Câncer de Mama
Copyright © 2014 by Livraria e Editora Revinter Ltda.

ISBN 978-85-372-0563-1

Todos os direitos reservados.
É expressamente proibida a reprodução
deste livro, no seu todo ou em parte,
por quaisquer meios, sem o consentimento,
por escrito, da Editora.

Contatos:
psicoscosta@gmail.com
maveit@uol.com.br
pattvalmel@hotmail.com
ritamacieira@bol.com.br
amsteph@terra.com.br
ezionovais@gmail.com

CIP-BRASIL. CATALOGAÇÃO-NA-PUBLICAÇÃO
SINDICATO NACIONAL DOS EDITORES DE LIVROS, RJ

D531d

   Dias, Ezio Novais
   Diretrizes para assistência interdisciplinar em câncer de mama / Ezio Novais Dias. - Rio de Janeiro : Revinter, 2014.
   il.

   Inclui índice
   ISBN 978-85-372-0563-1

   1. Mamas - Doença - Diagnóstico. 2. Mamas - Câncer. 3. Medicina. 4. Mastologia. I. Título.

13-05841   CDD: 618.19
                            CDU: 618.19

A precisão das indicações, as reações adversas e as relações de dosagem para as drogas citadas nesta obra podem sofrer alterações.
Solicitamos que o leitor reveja a farmacologia dos medicamentos aqui mencionados.
A responsabilidade civil e criminal, perante terceiros e perante a Editora Revinter, sobre o conteúdo total desta obra, incluindo as ilustrações e autorizações/créditos correspondentes, é do(s) autor(es) da mesma.

Livraria e Editora REVINTER Ltda.
Rua do Matoso, 170 – Tijuca
20270-135 – Rio de Janeiro – RJ
Tel.: (21) 2563-9700 – Fax: (21) 2563-9701
livraria@revinter.com.br – www.revinter.com.br

APRESENTAÇÃO

Estas diretrizes decorrem do reconhecimento da importância da assistência integral ao paciente e da necessidade de interação entre as diversas especialidades envolvidas em seu cuidado, com vistas ao melhor resultado terapêutico.

Por iniciativa e idealização do Dr. Ezio Novais Dias, presidente da S.I.S. – Senologic International Society (2010-2012), profissionais da área de Mastologia, Enfermagem, Fisioterapia, Nutrição e Psicologia foram convidados para a construção da primeira versão das *Diretrizes para Assistência Interdisciplinar em Câncer de Mama*. Este trabalho teve o apoio da Sociedade Brasileira de Psico-Oncologia (SBPO), através da presidente Regina Maria Paschoalucci Liberato (gestão 2010-2013), e da Federação Latino-Americana de Mastologia (FLAM), na gestão do presidente Maurício Magalhães Costa (gestão 2012-2014).

Após um período de revisão da literatura científica nacional e internacional sobre o assunto, e finalizada a definição da estrutura geral do documento, reuniram-se os autores, durante o 17º Congresso Mundial de Mastologia, em Salvador – Brasil, com a finalidade de estabelecer os seguintes passos desse trabalho.

Sob a coordenação da fisioterapeuta Ivana Cedraz e da psicóloga Sabrina Costa Figueira, revisão da mastologista Patrícia Teresa Valentini de Melo e formatação geral dos mastologistas Elisiane Gadelha e César Machado, o trabalho das equipes de especialidades adquiriu a forma atual.

A metodologia de apresentação do texto – por meio de uma estrutura sintética – privilegiou a visão geral dos conceitos e o fluxo de leitura. Não deixou, no entanto, de contemplar o aprofundamento dos temas, com a utilização de textos complementares (TC) associados aos principais conceitos. Estes estão assinalados em **negrito** ao longo de todo o texto e podem ser encontrados na sessão própria, logo após o texto das diretrizes.

DIRETRIZES PARA ASSISTÊNCIA INTERDISCIPLINAR EM CÂNCER DE MAMA

Realização
ESCOLA INTERNACIONAL DE SENOLOGIA DA S.I.S. – SOCIEDADE MUNDIAL DE MASTOLOGIA

Apoio institucional e patrocínio
HOSPITAL SÃO RAFAEL (Salvador – Bahia – Brasil)

Apoio institucional e científico
FEDERAÇÃO LATINO-AMERICANA DE MASTOLOGIA
SOCIEDADE BRASILEIRA DE PSICO-ONCOLOGIA

Idealização e supervisão geral
EZIO NOVAIS DIAS (Bahia)

Coordenação Editorial
SABRINA COSTA FIGUEIRA (Bahia)
MARIA TEREZA VEIT (São Paulo)
PATRÍCIA TERESA VALENTINI DE MELO (São Paulo)
RITA DE CÁSSIA MACIEIRA (São Paulo)
MÁRCIA STEPHAN (Rio de Janeiro)

ELABORAÇÃO DAS DIRETRIZES

Coordenação Geral
Ivana Cedraz – Fisioterapeuta – Bahia
Sabrina Costa Figueira – Psicóloga – Bahia

Coordenação das especialidades

Enfermagem
Dinah Garcia (Bahia)
Maria Elayne Rodrigues dos Santos (Bahia)

Fisioterapia
Angela Marx (São Paulo)
Kamila Favarão (São Paulo)
Patrícia Figueira (São Paulo)

Nutrição
Graziela Brandão (Bahia)
Lúcia Varjão (Bahia)

Psicologia
Maria Teresa Veit (São Paulo)
Rita de Cássia Macieira (São Paulo)

Revisão científica e formatação geral
Cesar Machado (Bahia) – Mastologista
Elisiane Gadelha (Bahia) – Mastologista
Patrícia Teresa Valentini de Melo (São Paulo) – Mastologista

Colaboradores
Adriana Thomazine (São Paulo) – Fisioterapeuta
Alessandra Tessaro (Rio Grande do Sul) – Fisioterapeuta
Alice Pinho (Bahia) – Nutricionista
Ana Carmen Arbona (Espanha) – Enfermeira
Andrea Hauser (Uruguai) – Enfermeira
Anke Bergmann (Rio de Janeiro) – Fisioterapeuta
Elza Mourão (São Paulo) – Psicóloga
Fernanda Zambelli (São Paulo) – Fisioterapeuta
Márcia Maria de Carvalho Stephan – (Rio de Janeiro) – Psicóloga
Maria Emília Vasconcelos (Bahia) – Psicóloga
Marlize Brandão (Bahia) – Enfermeira
Regina Liberato (São Paulo) – Psicóloga
Silvia Lustosa (Bahia) – Nutricionista
Suzane Bandeira (Bahia) – Psicóloga

COLABORADORES

Adriana Thomazine (adrianatufanin@hospitalsjose.org.br)
Fisioterapeuta Especialista em Clínica Médica
Mestrado em Pneumologia pela UNIFESP
Fisioterapeuta do Graacc-IOP/Unifesp (SP)
Supervisora do Serviço de Fisioterapia do Hospital São José/Centro Avançado de Oncologia (SP)
Formação em Linfoterapia

Alessandra Tessaro (alessandra_tessaro@yahoo.com.br)
Fisioterapeuta do Núcleo Mama Moinhos do Hospital Moinhos de Vento (RS)
Especialização no Instituto Europeu de Oncologia (Milão – Itália)
Diretora Técnica do Banco de Horas de Fisioterapia do Imama (RS)
Instrutora do Programa de Saúde e Bem-Estar da Mulher Rural do Senar (RS)

Alice Pinho dos Santos (alice_pinho@yahoo.com.br)
Nutricionista com Especialização em Nutrição Oncológica
Especialista em Nutrição Clínica Funcional e Nutrição Enteral e Parenteral
Nutricionista do Núcleo de Oncologia da Bahia (NOB)
Docente da Pós-Graduação de Nutrição Clínica Funcional

Ana Carmen Arbona Rovira (ana.arbonarovira9@gmail.com)
Licenciatura em Enfermagem pela Universidade de Medicina de Valência (Espanha)
Licenciatura em Enfermagem pela Universidade Nacional de Educação a Distância (Espanha)
Supervisora da Área Cirúrgica no Instituto Valenciano de Oncologia
Professora de Prática de Enfermagem da Universidade Católica de Valência (Espanha)

Andrea Hauser Salguero (andhauser@hotmail.com)
Enfermeira Especialista em Mastologia
Enfermeira do Centro de Diagnóstico e Tratamento Mamário da
Associação Espanhola de Montevidéu (Uruguai)

Angela G. Marx (angelamarx@uol.com.br)
Fisioterapeuta
Mestrado e Doutorado em Oncologia pela USP
Coordenadora do Curso de Pós-Graduação de Fisioterapia em Oncologia da FACIS (SP)
Coordenadora do Curso de Pós-Graduação de Fisioterapia em Oncologia da PUC-Goiás
Docente de Cursos de Formação de Fisioterapia em Oncologia

Anke Bergmann (abergmann@inca.gov.br)
Fisioterapeuta
Mestrado e Doutorado em Ciências da Saúde pela ENSP/FIOCRUZ – RJ
MBA em Gestão de Saúde (COPPEAD/UFRJ – RJ)
Chefe do Serviço de Fisioterapia do Hospital do Câncer III/INCA
Gerente de Ensino do INCA – Instituto Nacional de Câncer (RJ)
Vice-Coordenadora de Ensino do INCA
Docente do Programa de Mestrado em Ciências da Reabilitação/UNISUAM

Cesar Augusto Costa Machado (cesaracmachado@hotmail.com)
Médico-Especialista em Mastologia, Cirurgia Geral e Cirurgia Oncológica
Mestrando em Medicina e Saúde Humana pela Escola Bahiana de Medicina e Saúde Pública (BA)
Membro do Colégio Brasileiro de Cirurgiões e da Sociedade Brasileira de Mastologia
Mastologista do Núcleo da Mama (BA)
Professor de Mastologia da Escola Bahiana de Medicina e Saúde Pública (BA)

Dinah Luzia Garcia Silva (dinahgarcia@clinicaamo.com.br)
Enfermeira Especialista em Auditoria Médica e Enfermagem do Trabalho
Enfermeira da Clínica AMO (Assistência Multidisciplinar em Oncologia) – Salvador, BA

Elisiane Gadelha Dias Oliveira (elisianedias@hotmail.com)
Médica (UFBA); Especialista em Cirurgia Geral (Hospital Santo Antônio – Obras Sociais Irmã Dulce – BA); Especialista em Mastologia (Hospital São Rafael – BA); Título de Especialista em Mastologia pela Sociedade Brasileira de Mastologia. Mastologista-Clínica e Cirúrgica do Instituto Baiano do Câncer/Hospital Santa Isabel e em Clínica Particular.

Elza Mourão (empmourao@terra.com.br)
Psicóloga e Psicanalista
Psicóloga da Clínica de Psicologia Santa Águeda (SP)
Fundadora do Departamento de Psico-Oncologia da Sociedade Brasileira de Mastologia
Membro da Sociedade Brasileira de Psico-Oncologia (SBPO)

Fernanda Alaite Zambelli (feralaite@hotmail.com)
Fisioterapeuta com Especialização em Reabilitação Oncológica
Fellow do Instituto Europeu de Oncologia (Milão – Itália)

Graziela Rita Rodrigues Brandão (grazielabrandao@clinicaamo.com.br)
Nutricionista Especialista em Nutrição Oncológica
Especialista em Nutrição Clínica e Terapia Nutricional Enteral e Parenteral
Nutricionista da Clínica AMO (Assistência Multidisciplinar em Oncologia) – Salvador, BA
Professora de Nutrição do Departamento de Nutrição Clínica da UNIME (União Metropolitana de Educação e Cultura) – Salvador, BA
Coordenadora da Clínica Escola de Nutrição da UNIME (União Metropolitana de Educação e Cultura) – Salvador, BA

Ivana Spínola Cedraz (ivana@posturaativa.com.br)
Fisioterapeuta Especialista em Técnica Bobath, Pilates Rehab e Fisioterapia Traumato-Ortopédica
Diretora da Clínica de Fisioterapia Postura Ativa – Salvador, BA
Fisioterapeuta da Secretaria de Saúde do Estado da Bahia

Kamila Favarão Adorni (kamilafavarao@hotmail.com)
Fisioterapeuta Especialista em Aparelho Locomotor do Esporte
Mestrado em Saúde da Mulher pela Universidade de Santo Amaro (SP)
Membro da Equipe do Mastologista Prof. Alfredo Barros (SP)

Maria Elayne Rodrigues dos Santos (elayne@nob-ba.com.br)
Enfermeira Especialista em Metodologia e Didática do Ensino Superior (FACCEBA)
Enfermeira da CCIH, da Comissão de Educação Continuada e do Núcleo de Qualidade do Núcleo de Oncologia da Bahia (NOB)
Docente do Curso de Pós-Graduação em Enfermagem da Atualiza Cursos (BA)
Membro do Grupo de Enfermeiros de Oncologia e Hematologia da Bahia (GEOHBA)

Maria Emília Benevides Serafim de Vasconcelos (emilia.vasconcelos@hsr.com.br)
Psicóloga-Clínica com Especialização em Psicologia Hospitalar
Coordenadora do Serviço de Psicologia do Hospital São Rafael – Salvador, BA
Coordenadora do Serviço de Psicologia do NTO - Núcleo de Terapia Oncológica – Salvador, BA
Psicóloga Pesquisadora pelo Instituto de Oncologia da Bahia

Maria Lúcia Varjão da Costa (lucia.varjao@uol.com.br)
Nutricionista Especialista em Nutrição Parenteral e Enteral
Mestrado em Nutrição, Alimentação e Saúde pela Universidade Federal da Bahia
Coordenadora do Departamento de Nutrição do Hospital Aristides Maltez
Líder Norte-Nordeste do Departamento de Nutrição da Sociedade Brasileira de Cancerologia

Marlize Brandão Ribeiro Cardoso (marlize.cardoso13@gmail.com)
Enfermeira Especialista em Enfermagem Oncológica
Mestrado em Desenvolvimento Humano e Responsabilidade Social
Enfermeira coordenadora das Unidades Oncológicas do Hospital São Rafael (Salvador, BA)
Docente da Pós-Graduação da Faculdade Social e da Atualiza Cursos – Salvador, BA

Patrícia Vieira Guedes Figueira (patriciafigueira@me.com)
Fisioterapeuta Especialista em Fisioterapia em Oncologia
Especialista em Neurologia, Fisiologia do Exercício, Fisioterapia Hospitalar, Linfoterapia, RPG e Bobath. Fisioterapeuta da Clínica Angela Marx
Cocoordenadora da Pós-Graduação *Lato Sensu* de Fisioterapia em Oncologia pela FACIS
Presidente da ABFO – Associação Brasileira de Fisioterapia em Oncologia

Regina Maria Paschoalucci Liberato (reginaliberato@oncoguia.org.br)
Psicóloga Especialista em Psicologia Analítica e Psico-Oncologia
Psico-Oncologista pela Sociedade Brasileira de Psico-Oncologia (SBPO)
Coordenadora de Programas Multiprofissionais do Instituto Oncoguia (SP)
Docente do Curso de Pós-Graduação em Psico-Oncologia do CMV – FELUMA
Ex-Presidente da Diretoria Nacional da Sociedade Brasileira de Psico-Oncologia (SBPO)

Silvia Augusta Teixeira Lustosa (slustosa_nut@hotmail.com)
Nutricionista Especialista em Nutrição Clínica Funcional
Nutricionista do Serviço de Oncologia do Hospital São Rafael – Salvador, BA
Nutricionista do Hospital Aristides Maltez – Salvador, BA

Suzane Bandeira de Magalhães (susiband@ig.com.br-Salvador-BA)
Psicóloga com Título de Especialista em Psicologia Hospitalar
Mestrado em Família na Sociedade Contemporânea pela Universidade Católica de Salvador (UCSAL)
Psicóloga do Hospital Aristides Maltez – Salvador, BA
Psicóloga do Núcleo de Oncologia da Bahia (NOB)
Docente de Graduação da Escola Bahiana de Medicina e Saúde Pública – Salvador, BA
Docente de Pós-Graduação da Faculdade Ruy Barbosa – Salvador, BA

SUMÁRIO

PREFÁCIO XV

INTRODUÇÃO 1

PRÉ-REQUISITOS PARA O EXERCÍCIO DA INTERDISCIPLINARIDADE 7
    Documentação de Protocolos e Rotinas. 7
    Prontuários Interdisciplinares 7
    Reuniões Clínicas. 8
    Produção de Conhecimento – Pesquisas, Publicações e Afins 8

VISÃO GERAL DA ATUAÇÃO INTERDISCIPLINAR 9
    CRITÉRIOS DE ENCAMINHAMENTO ÀS ESPECIALIDADES. 12
    PREVENÇÃO. 16
        Papel do Enfermeiro 16
        Papel do Fisioterapeuta 16
        Papel do Nutricionista 17
        Papel do Psicólogo. 17
    DIAGNÓSTICO 17
        Papel do Enfermeiro 17
        Papel do Fisioterapeuta 18
        Papel do Nutricionista 18
        Papel do Psicólogo. 18
    TRATAMENTO, ACOMPANHAMENTO, RECIDIVA E TERMINALIDADE. 18
    TRATAMENTO. 18
        Papel do Enfermeiro 19
        Papel do Fisioterapeuta 19
        Papel do Nutricionista 20
        Papel do Psicólogo. 21
    SEGUIMENTO. 21
        Papel do Enfermeiro 21
        Papel do Fisioterapeuta 22
        Papel do Nutricionista 22
        Papel do Psicólogo. 23
    RECIDIVA 23

Papel do Enfermeiro 23
Papel do Fisioterapeuta 23
Papel do Nutricionista 23
Papel do Psicólogo. 24
TERMINALIDADE. 24
Papel do Enfermeiro 24
Papel do Fisioterapeuta 25
Papel do Nutricionista 25
Papel do Psicólogo. 25
TEXTOS COMPLEMENTARES 25
REFERÊNCIAS BIBLIOGRÁFICAS 88

ÍNDICE REMISSIVO 97

PREFÁCIO

O conceito de *abordagem multidisciplinar* foi introduzido na prática médica já na segunda metade do século XX. A evolução do conhecimento científico levou à necessidade da divisão da medicina em especialidades e também à criação de outras profissões ligadas à saúde.

O termo "multidisciplinar" é usado com frequência na atualidade para descrever o cuidado ideal com o câncer e outras doenças complexas que se beneficiam de tratamento que envolve mais de uma área de atuação. O real benefício do atendimento multidisciplinar é o fato de a paciente poder ter a opinião de um grupo de especialistas e pode sentir-se mais confiante por ter explorado todas as suas opções.

O conceito de multidisciplinaridade evoluiu para *interdisciplinaridade* que, em última análise, significa a abordagem de pacientes pelos vários especialistas com interação e troca de informações entre estes profissionais.

A necessidade de uma equipe interdisciplinar na assistência às pacientes com câncer de mama é inquestionável. O profissional médico, de forma isolada, não consegue suprir as necessidades de reabilitação nem assistir a paciente em relação aos danos psicológicos gerados pela doença e pelos efeitos colaterais do tratamento.

Assumimos hoje em dia que um modelo multiprofissional humanizado pode melhorar significativamente a sobrevida e a qualidade de vida dessas pacientes.

Tendo em vista que a abordagem da prevenção, diagnóstico, tratamento e seguimento do câncer de mama tem sofrido grandes mudanças nas últimas décadas e que os conceitos sobre as intervenções da equipe interdisciplinar devem ser constantemente atualizados, a Sociedade Mundial de Mastologia (S.I.S.) promoveu, durante o seu 17º Congresso Mundial de Mastologia, em outubro de 2012, em Salvador, uma reunião de profissionais que atuam na assistência às doenças da mama, a fim de estabelecer diretrizes para a atenção integral às pacientes com câncer de mama.

Quando assumi a Presidência da Sociedade Mundial de Mastologia, em janeiro de 2011, encontrei, dentre as várias Comissões que assessoram a Diretoria, uma Comissão de Enfermagem em Câncer de Mama, e, em comum acordo com os meus colegas de Diretoria, resolvi ampliar esta Comissão, envolvendo outras profissões igualmente importantes na abordagem interdisciplinar do câncer de mama. Por outro lado, havia um compromisso da Comissão Organizadora do Congresso Mundial com a S.I.S. de promover uma atividade envolvendo aquele Departamento de Enfermagem em Câncer de Mama. Como já havia a minha ideia de ampliar o departamento, optamos por promover um simpósio envolvendo não só a Enfermagem, mas também a Psicologia, Nutrição e Fisioterapia, além da Mastologia, e, a partir da ideia do simpósio, surgiu a ideia de reunir profissionais de alto nível em suas profissões e elaborar, nos moldes de uma reunião de consenso, um documento contendo diretrizes para atenção integral à paciente de câncer de mama. Durante o processo inicial de formatação dessa reunião percebi um grande entusiasmo por parte dos profissionais que a ela aderiram e, já de início, passei a perceber que esse grupo faria algo muito maior, muito mais profundo do que o que havia sido inicialmente concebido. E foi exatamente o que aconteceu. O trabalho ficou tão rico e grandioso que tivemos a ideia de transformar o texto em livro; e assim nasceu essa obra.

Tenho certeza de que, a partir do seu lançamento, este livro se transformará em um marco na história da S.I.S. e da assistência interdisciplinar à paciente de câncer de mama.

Em meu nome e em nome da Sociedade Mundial de Mastologia, apresento aqui a minha sincera gratidão a todos os que colaboraram para a elaboração deste trabalho. A todos os Psicólogos, Fisioterapeutas, Nutricionistas e Enfermeiras, responsáveis pela construção do texto, muito obrigado. Aos Mastologistas participantes desse grupo, agradeço sinceramente o trabalho de revisão e formatação dessas diretrizes. A Maria Teresa Veit, Patrícia Valentini de Melo, Rita de Cássia Macieira e Márcia Stephan, meus agradecimentos pela coordenação editorial desta publicação. À Fisioterapeuta Ivana Cedraz, que desde o primeiro momento abraçou a ideia da integração dos profissionais e foi a principal responsável pela realização do Simpósio Interdisciplinar, a verdadeira origem da ideia da criação dessas Diretrizes, meu sincero agradecimento. E, finalmente, à Psicóloga Sabrina Costa Figueira, que encabeçou a coordenação editorial deste livro, minha profunda e eterna gratidão pelo diligente, competente e exaustivo trabalho de revisão dos originais, página por página, letra por letra.

Concluindo, também não posso deixar de expressar aqui, em nome da Sociedade Mundial de Mastologia, os sinceros agradecimentos ao Hospital São Rafael (Salvador, Bahia – Brasil) pelo reconhecimento da importância deste trabalho e pelo apoio institucional e financeiro que tornou possível a publicação deste livro.

Ezio Novais Dias
Immediate Past President da Sociedade Mundial de Mastologia (S.I.S.)
Coordenador do Serviço de Mastologia do Hospital São Rafael (Salvador, Bahia – Brasil)

Diretrizes para Assistência
Interdisciplinar em
Câncer de Mama

INTRODUÇÃO

Nas últimas décadas, o câncer alcançou uma dimensão maior, convertendo-se em um evidente problema de saúde pública mundial. A Organização Mundial da Saúde (OMS) estimou que, no ano 2030, podem-se esperar 27 milhões de casos incidentes de câncer, 17 milhões de mortes e 75 milhões de pessoas vivas, anualmente, com câncer. O maior efeito deste aumento vai incidir em países de baixa e média rendas.[93]

A prevenção e o controle da doença precisam adquirir o mesmo foco e a mesma atenção que a área de serviços assistenciais, pois, quando o número de casos novos aumentar de forma rápida, não haverá recursos suficientes para dar conta das necessidades de diagnóstico, tratamento e acompanhamento. Então, mais e mais pessoas terão câncer e correrão o risco de morrer prematuramente por causa da doença. As consequências poderão ser devastadoras nos aspectos social e econômico.

O câncer de mama é, possivelmente, o tipo de neoplasia mais temido pelas mulheres, por causa de sua alta incidência e, ainda, pelas suas implicações psicológicas, que afetam a percepção de sexualidade e a autoimagem.

As estratégias de prevenções primária, secundária e terciária têm sido empregadas com os objetivos de prevenir enfermidades, diagnosticá-las e tratá-las precocemente e tornar mínimos seus efeitos na população, assegurando, a cada indivíduo, a manutenção da sua qualidade de vida.

Diante das diversas peculiaridades do tratamento desta enfermidade, sabe-se da necessidade de uma equipe interdisciplinar para o tratamento da paciente portadora de câncer de mama. O profissional médico, de forma isolada, não consegue suprir as necessidades de reabilitação nem os danos psicológicos gerados pela doença e pelos efeitos colaterais do tratamento.

Cumpre, pois, definirmos e delimitarmos a necessidade que visamos atender por meio destas Diretrizes. Três conceitos constituíram-se em balizas para a elaboração das Diretrizes:

- *Saúde Holística:* é a saúde segundo a perspectiva de que os seres humanos e outros organismos funcionam como unidades completas e integradas e não um agregado de partes separadas.[24] Aí está inserida a noção de complexidade das demandas de pacientes, representada pela compreensão bio-psicossocioespiritual de cada indivíduo.
- *Assistência Centrada no Paciente:* plano de assistência ao paciente em que os recursos estão organizados em torno dos pacientes.[24]

Fatores intervenientes a serem considerados na saúde e nas doenças da mama:

- *Psicossociais:* uma revisão bibliográfica sistemática dos bancos de dados PubMed e PsycINFO buscou identificar estudos relevantes que tratassem da interferência de fatores psicossociais no comportamento do câncer de mama. Foram identificados 31 estudos que examinavam a associação entre parâmetros psicossociais e a sobrevida livre de doença e seis estudos voltados à interferência de intervenções psicológicas no desenrolar da doença. Um total de 80,6% dos trabalhos mostrou associação estatisticamente significativa entre ao menos uma variável psicossocial e o desenlace da doença. Dentre os parâmetros associados ao melhor prognóstico para o câncer de mama, estavam suporte social e diminuição do mecanismo de negação, enquanto a redução da sobrevida foi associada à depressão e repressão de emoções.[76]

- *Fisioterapêuticos:* o fisioterapeuta tem papel importante na abordagem ao paciente oncológico. Sua atuação inicia-se na prevenção do câncer e segue após o diagnóstico, nas intervenções cirúrgicas, durante os tratamentos adjuvantes de radioterapia, quimioterapia, hormonoterapia e na fase paliativa. É sua função identificar as necessidades e comorbidades dos pacientes e intervir buscando minimizá-las, para manter a funcionalidade e a qualidade de vida.

  As intervenções abrangem: o tratamento da dor, alterações posturais e de sensibilidade, limitação de movimento e perda de força muscular, alterações e complicações respiratórias e distúrbios circulatórios (linfedema/edema).

  Os principais recursos fisioterapêuticos utilizados são: cinesioterapia, linfoterapia, terapia compressiva, técnicas de massagem, TENS (neuroestimulação elétrica transcutânea) e crioterapia.

- *Nutricionais:* a desnutrição calórica e proteica em indivíduos com câncer é muito frequente. Os principais fatores determinantes da desnutrição nesses indivíduos são a redução na ingestão total de alimentos, as alterações metabólicas provocadas pelo tumor e o aumento da demanda calórica pelo crescimento tumoral.[35,105]

  Dentre as alterações metabólicas provocadas pelo tumor, estão aquelas relacionadas com o metabolismo dos carboidratos, a intolerância à glicose, a resistência periférica à ação da insulina e a alteração na sensibilidade das células beta do pâncreas à liberação de insulina. Há, também, alterações no metabolismo dos ácidos graxos e proteínas provocadas por citocinas. O aumento da lipólise e a diminuição da síntese de ácidos graxos provocam aumento dos lipídios circulantes e consumo de reservas. Isto ocorre em razão de alterações da atividade da lipase lipoproteica e da liberação de fatores tumorais lipolíticos. Indivíduos portadores de câncer têm perda maciça de músculo esquelético estimulada por citocinas, incluindo o fator alfa de necrose tumoral, interleucina-1 beta, interleucina-6, interferon gama e fator indutor de proteólise (PIF).[37]

Estima-se que 30 a 40% de todos os cânceres estão diretamente ligados à alimentação inadequada, sedentarismo, obesidade, estresse e tabagismo.[1]

- *Enfermagem:* a participação da equipe de enfermagem é imprescindível para orientar os métodos de prevenção e explicitação da doença e do tratamento. Acredita-se que a educação em saúde por meio da atenção primária ainda seja um meio eficaz de prevenção e detecção precoce na saúde da mulher. Importante também a participação da enfermagem nos cuidados e orientações durante todas as fases de tratamento (cirurgia, quimioterapia, radioterapia e hormonoterapia).
- *Práticas Integrativas:* ao considerarmos o indivíduo como um ser integrado – formado por mente, corpo e espírito – torna-se essencial o uso de técnicas que visam à assistência e à saúde integral, seja na prevenção, no tratamento ou na cura, em uma abordagem totalizante (holística) de forma a abranger aspectos físicos, emocionais, mentais e ambientais. As **práticas integrativas** (H1) contemplam sistemas médicos complexos e recursos terapêuticos envolvendo abordagens que buscam estimular os mecanismos naturais de prevenção de agravos e recuperação da saúde por meio de tecnologias eficazes e seguras, com ênfase na escuta acolhedora, no desenvolvimento do vínculo terapêutico e na integração do ser humano com o meio ambiente e a sociedade.[33] Outros pontos compartilhados pelas diversas abordagens são a visão ampliada do processo saúde-doença e a promoção global do cuidado humano, especialmente do autocuidado e da autonomia.

Definimos, então, que os cuidados em saúde, mais do que redutos de especialidades organizados em torno das diferentes patologias, devem constituir-se em formas estruturadas de atendimento à pessoa do paciente, conforme ênfases predeterminadas que se venha a definir. Podemos, portanto, desenhar os primeiros traços da Assistência em Mastologia a partir da missão de provermos determinada população de respostas a todas as necessidades – ou ao maior número delas – que estejam ligadas à saúde da mama. O alcance da assistência será obtido pelo cumprimento de objetivos e metas, a curto e longo prazos, prévia e periodicamente discutidos pela equipe de trabalho.[183]

A fim de nortearmos o pensamento para a integração do cuidado, propomos os caminhos naturais das necessidades em saúde da mama, tendo em mente que a abordagem de prevenção, diagnóstico, tratamento e acompanhamento do câncer de mama sofreu grandes alterações na última década. Assume-se, atualmente, que um modelo interdisciplinar humanizado pode melhorar em muito a qualidade de vida e a sobrevida dessas pacientes.

Macieira e Barboza (2009) nos fazem lembrar, também, que o foco do trabalho não se restringe ao combate à doença, mas deve incluir a assistência aos seres humanos que estão vivendo no mesmo contexto de fragilidade, medo e incertezas.[112] Sabe-se que as perspectivas de resolução positiva são tanto melhores quanto maiores forem o envolvimento e a adequação ao plano de tratamento e é de sobra reconhecido que a participação ativa da família é altamente reforçadora à atitude do paciente. Dessa forma, nossa proposta é de que seja instituída a unidade de cuidados paciente-família.

Ainda, tendo-se em vista que profissionais de saúde também são suscetíveis às pressões e frustrações de suas vivências profissionais, devem estes ser contemplados com o olhar de cuidado e atenção a que fazem jus.

A atuação multiprofissional, conquista da Medicina do século XX, reconhece que as diferentes necessidades dos pacientes requerem a somatória dos saberes das diversas especialidades da saúde. No entanto, rapidamente evidenciou-se o aspecto frágil de uma composição apenas com base na justaposição, à medida que a fragmentação das diferentes abordagens poderia levar à sobreposição de condutas ou, o que é mais danoso, às divergências de orientações. Restava ao paciente e a seus familiares um obstáculo intransponível: a seleção e a priorização das orientações recebidas, a angústia de escolhas e as decisões para as quais não se viam preparados, quer em termos intelectuais, quer em termos emocionais.

Foi assim que nasceram as propostas de interdisciplinaridade, em que os diversos atores do cenário da saúde interagem de forma contínua e, mais do que isso, estabelecem de modo conjunto e harmônico as condutas gerais para cada pessoa. Trata-se de postura assumida por todos os elementos de uma equipe que, sob o comando do mastologista, atuará em movimentos sincrônicos em benefício dos pacientes e dos familiares, a chamada unidade de cuidado, utilizando-se de ferramentas específicas que viabilizam a proposta.

A conquista da Transdisciplinaridade constitui-se um passo além da atuação interdisciplinar. E é, em suma, uma abordagem que passa entre, além e através das disciplinas, em uma busca de compreensão da complexidade de fenômenos e processos.

Em termos ideais, a proposta de um caminho para responder à complexidade das questões levantadas diante de patologias graves passa, inevitavelmente, pela construção de uma forma de trabalho interdisciplinar e transdisciplinar. Nesta, os integrantes da equipe atuam de forma harmônica, oferecendo ao paciente/familiar e cuidador o produto de ações e conhecimentos que transcendem as dimensões da somatória do conhecimento das especialidades.

Queremos ressaltar que, embora as Diretrizes, ora apresentadas, enfatizem a situação da mulher com câncer de mama, a maior parte dos princípios aqui enunciados se aplica também aos homens com câncer de mama e às demais modalidades de câncer.

Como esclarecimento final, gostaríamos de aqui registrar o fato de que, nesta primeira versão das Diretrizes Interdisciplinares em Mastologia, não foram ainda contempladas diversas especialidades, dentre as quais, Terapia Ocupacional, Educação Física, Farmácia, Odontologia, Serviço Social, Assistência Religiosa etc. Também as Práticas Integrativas e Complementares foram apenas introduzidas no presente trabalho. Fica aqui o compromisso da Equipe, que desenvolveu o material, de complementá-lo e de ajustá-lo em breve espaço de tempo.

PRÉ-REQUISITOS PARA O EXERCÍCIO DA INTERDISCIPLINARIDADE

A atuação em modelo interdisciplinar pode ser facilitada pela adoção de certas posturas, como as descritas a seguir:

Documentação de protocolos e rotinas

O atendimento em todos os níveis deve ser realizado mediante protocolo assistencial comum. Portanto, quando uma equipe interdisciplinar se propõe a prover uma assistência padrão voltada ao atendimento em saúde da mama, o primeiro passo é a elaboração de um guia prático dos principais procedimentos realizados pela equipe, incluindo protocolos de conduta e rotinas do serviço, capazes de orientar e uniformizar os procedimentos. É preciso que se contemplem os fluxos de atendimento e os critérios de inclusão e exclusão de cada condição, garantindo que todos os membros da equipe fortaleçam e valorizem as especialidades de cada um.

Prontuários interdisciplinares

Quando equipes multiprofissionais atuam em clínicas e hospitais em modelo interdisciplinar, deve-se atentar para o registro em prontuário. O registro objetiva fundamentar a equipe sobre a situação do paciente nas diversas áreas. Devem ser sucintos e claros, evitando os jargões de cada área e abreviações que possam prejudicar a clareza da comunicação. Cada anotação deve ser datada e assinada, aposta de um carimbo com nome e registro de classe do profissional.

Por outro lado, o meio eletrônico permite uma interação real e imediata entre os diversos profissionais, além de evitar o retrabalho de inserção de dados. A informatização do Serviço, com a utilização de *softwares* de excelência, promove a somatória dos recursos das especialidades correlatas e complementares à Mastologia, no sentido de viabilizar o atendimento integral à mulher, seja ela eventual paciente de risco para o câncer de mama – população em geral, ou seja, mulher com risco já identificado, ou ainda, seja portadora da doença. Este atendimento, fundamentado no exercício da interdisciplinaridade, poderá mostrar sua eficácia e eficiência em modelos de prevenção primária, secundária ou terciária que, sem dúvida, virão a salvar e a garantir qualidade a muitas vidas.

Quando construído com o propósito de integrar conhecimento, o prontuário eletrônico gera resumos interdisciplinares onde informações pertinentes são agrupadas para acesso ágil e fácil por todos os membros da equipe, o que leva ao exercício da visão global da pessoa.

Reuniões clínicas

Em sintonia com o modelo de atendimento integral, integrado e integrador, uma proposta de assistência moderna, inovadora e eficiente deve praticar a integração dos profissionais da equipe com relação aos conhecimentos referentes a cada área, para que a linguagem e as condutas sejam consensuais e harmônicas. Para tanto, é imprescindível a realização de reuniões clínicas que contemplem a presença de todos os profissionais da equipe, para discussão e tomada de decisões referentes aos casos atendidos, particularmente os mais difíceis ou raros. O suporte dos dados constantes dos resumos interdisciplinares gerados pelos prontuários informatizados, conforme mencionado anteriormente, é subsídio crucial para uma discussão fundamentada e abrangente que terá como consequência natural a proposição de um plano de cuidados e conduta que realmente respondam às necessidades do paciente.

Produção de conhecimento – pesquisas, publicações e afins

O dia a dia de uma proposta de assistência integral em Mastologia, em que questões são discutidas e compartilhadas, quando se contemplam todas as decisões com um olhar crítico e interessado e no qual a documentação é precisa e abrangente, constitui-se em fonte inesgotável de conhecimento, que merece ser transformado em publicações de utilidade para toda a comunidade científica interessada no assunto.

VISÃO GERAL DA ATUAÇÃO INTERDISCIPLINAR

A participação de cada um dos membros da Equipe Interdisciplinar deve ser contemplada em todos os momentos do câncer de mama, desde a prevenção até a cura ou terminalidade.

Momento	Ações	Objetivos	Profissionais envolvidos
PREVENÇÃO PRIMÁRIA	Educação e orientação em saúde: aspectos nutricionais, psicossociais e práticas de saúde/fisioterápicas Psicoeducação em campanhas (público em geral): autocuidado	Evitar o câncer de mama Garantir a detecção e o tratamento precoces	Equipe multiprofissional em modelo interdisciplinar: mastologistas, enfermeiros, fisioterapeutas, nutricionistas, psicólogos, outras especialidades e voluntários capacitados
PREVENÇÃO SECUNDÁRIA	Grupos de orientação pré-cirúrgica (pacientes e familiares) Aconselhamento a familiares (orientação de conduta e aconselhamento de risco) Orientação e avaliação individualizada, realizada na consulta de rotina	Redução de comorbidades associadas a quadros ansiogênicos e depressivos Diagnóstico precoce do câncer de mama	Toda a equipe de profissionais de saúde
DIAGNÓSTICO	Avaliação individual integral – médica e de todas as especialidades envolvidas: psicologia, fisioterapia, nutrição, enfermagem Avaliação dos membros da equipe profissional com vistas à detecção precoce de estresse profissional e *burnout* (para membros da equipe de saúde)	Visão integral dos fatores biopsicossociais associados à doença da mama, privilegiando o olhar à pessoa sobre o olhar à patologia Encaminhamento de membros da equipe de saúde aos cuidados especializados, em caso de necessidade	Toda a equipe de profissionais de saúde
TRATAMENTO	Estabelecimento e efetivação de plano de cuidados com base na visão integral e integrada de todos os subsídios gerados na fase diagnóstica Atendimento pelas respectivas especialidades (médicas e não médicas) de todas as necessidades detectadas no processo de avaliação	Atendimento pontual e imediato às necessidades Melhores resultados globais ao tratamento do paciente	Toda a equipe de profissionais de saúde

SEGUIMENTO	Reavaliação global do paciente, seguindo o mesmo critério das avaliações diagnósticas	Detecção precoce de recidivas ou de intercorrências potencialmente prejudiciais à recuperação plena Reintegração biopsicossocial	Todos os membros da equipe de saúde
TERMINALIDADE	Avaliação e definição de conduta para cuidados paliativos, nos casos terminais	Cuidado e assistência permanentes Atenção à dor total	Todos os membros da equipe de saúde

CRITÉRIOS DE ENCAMINHAMENTO ÀS ESPECIALIDADES

	Especialidades	Condição do encaminhamento para avaliação ou reavaliação	Autor do encaminhamento	Observação
PREVENÇÃO	ENFERMAGEM	Mulheres a partir dos 40 anos, com fatores de risco para câncer de mama	Médico ou outro membro da Equipe Interdisciplinar	
	FISIOTERAPIA	Pessoas sedentárias, obesas e com histórico familiar de câncer	Médico ou outro membro da Equipe Interdisciplinar	
	NUTRIÇÃO	Na presença de fatores de risco: sobrepeso, obesidade, erro alimentar e histórico familiar	Médico ou outro membro da Equipe Interdisciplinar	
	PSICOLOGIA	Na presença de fatores comportamentais de risco para câncer de mama (p. ex., estresse, obesidade, cancerofobia)	Médico ou outro membro da Equipe Interdisciplinar	
DIAGNÓSTICO OU SUSPEITA DIAGNÓSTICA	ENFERMAGEM	Todos os pacientes em posse de exames comprobatórios de câncer de mama	Médico	
	FISIOTERAPIA	Pacientes com alterações funcionais: doenças respiratórias, alterações posturais e de membros superiores; e disturbios circulatórios	Médico	Sem atuação na suspeita diagnóstica
	NUTRIÇÃO	Na presença de fatores de risco: sobrepeso, obesidade, erro alimentar e histórico familiar. Na presença de alterações do estado nutricional durante esta fase	Médico ou outro membro da Equipe Interdisciplinar	
	PSICOLOGIA	Todos os pacientes, em caráter obrigatório, como pré-requisito para continuidade do tratamento	Médico	Protocolo do Serviço; em caso de recusa, apresentar termo de recusa

VISÃO GERAL DA ATUAÇÃO INTERDISCIPLINAR

TRATAMENTO	ENFERMAGEM	Todos os pacientes com indicação de tratamento oncológico: cirurgia, quimioterapia, radioterapia e hormonoterapia	Qualquer membro da Equipe Interdisciplinar	
	FISIOTERAPIA	Na neoadjuvância, no pré-operatório, no pós-operatório precoce e tardio, complicações cirúrgicas, tratamento de complicações cirúrgicas e tratamento clínico (radioterapia, quimioterapia, hormonoterapia), nas cirurgias reconstrutoras e suas complicações	Qualquer membro da Equipe Interdisciplinar	
	NUTRIÇÃO	Pacientes em desnutrição ou baixo peso detectado pelo IMC (Índice de Massa Corporal): • Adultos: IMC abaixo de 18,5 kg/m^2 • Idosos: IMC abaixo de 22 kg/m^2 Pacientes em risco nutricional por excesso de peso Pacientes em tratamento para câncer de mama: adultas com IMC acima de 24,9kg/m^2 e idosas com IMC acima de 27 kg/m^2 Pacientes com Perda Ponderal involuntária ou secundária a eventos adversos Paciente em uso de suporte nutricional enteral Paciente com anorexia ou inapetência severa Paciente com eventos adversos intensos ao tratamento que contribuam para piora do estado nutricional e/ou do tratamento	Qualquer membro da Equipe Interdisciplinar	
	PSICOLOGIA	Pacientes que não tenham sido avaliados anteriormente; pacientes ou familiares que apresentem sintomas de ansiedade, depressão, dificuldades frente a adesão ao tratamento	Qualquer membro da Equipe Interdisciplinar	Outros motivos, a critério da Equipe

ENFERMAGEM	Todos os pacientes que tiveram alta da cirurgia, da quimioterapia e da radioterapia	Qualquer membro da Equipe Interdisciplinar	
FISIOTERAPIA	Reavaliações trimestrais no primeiro ano e em seguida reavaliações semestrais para controle e tratamento de possíveis morbidades tardias, como o linfedema	Médico	
NUTRIÇÃO	Pacientes em desnutrição ou baixo peso detectado pelo IMC (Índice de Massa Corporal) • Adultos: IMC abaixo de 18,5 kg/m² • Idosos: IMC abaixo de 22 kg/m² Pacientes em risco nutricional por excesso de peso Paciente em uso de suporte nutricional enteral Paciente em hormonoterapia com alteração do estado nutricional	Qualquer membro da Equipe Interdisciplinar	
PSICOLOGIA	Pacientes que não tenham sido avaliados anteriormente; pacientes ou familiares que apresentem sintomas de ansiedade, depressão, problemas interpessoais ou não fidelização às rotinas de seguimento	Qualquer membro da Equipe Interdisciplinar	Outros motivos, a critério da Equipe
SEGUIMENTO			

RECIDIVA	ENFERMAGEM	Todos os pacientes sintomáticos, para continuidade do tratamento	Qualquer membro da Equipe Interdisciplinar	
	FISIOTERAPIA	Reavaliação de sequelas ou complicações existentes e estabelecimento do tratamento adequado de acordo com novo quadro clínico	Qualquer membro da Equipe Interdisciplinar	
	NUTRIÇÃO	Conforme critérios do tratamento	Qualquer membro da Equipe Interdisciplinar	
	PSICOLOGIA	Todos os pacientes, em caráter obrigatório, como pré-requisito para continuidade do tratamento	Médico	Protocolo do Serviço; em caso de recusa, apresentar termo de recusa
TERMINALIDADE	ENFERMAGEM	Pacientes com sinais clínicos de progressão de doença sem controle terapêutico para paliação	Qualquer membro da Equipe Interdisciplinar	
	FISIOTERAPIA	Promoção da autonomia e maximização do conforto	Qualquer membro da Equipe Interdisciplinar	
	NUTRIÇÃO	Todos os pacientes com alteração do estado nutricional, da capacidade de alimentar-se e com eventos adversos	Qualquer membro da Equipe Interdisciplinar	
	PSICOLOGIA	Todos os pacientes ou familiares, a critério da equipe interdisciplinar; membros da equipe que apresentem os sintomas precursores de *burnout*	Qualquer membro da Equipe Interdisciplinar	

■ PREVENÇÃO

A prevenção primária – com vistas a evitar o câncer de mama – e a prevenção secundária – objetivando a detecção precoce da doença – têm por finalidade reduzir o número de mortes. O câncer de mama é o tipo que mais acomete as mulheres em todo o mundo, tanto em países em desenvolvimento quanto em países desenvolvidos. Cerca de 1,4 milhão de casos novos dessa neoplasia foi esperado para o ano de 2008, em todo o mundo, o que representa 23% de todos os tipos de câncer.[40] A cada 2 minutos uma mulher recebe o diagnóstico de câncer de mama no mundo, e a cada 13 minutos uma morre em decorrência da doença.[186]

Apesar de ser considerado um câncer de relativamente bom prognóstico se diagnosticado e tratado oportunamente, as taxas de mortalidade continuam elevadas em alguns países, muito provavelmente porque a doença ainda é diagnosticada em estádios avançados. A sobrevida média após 5 anos na população de países desenvolvidos tem apresentado um aumento de cerca de 85%. Entretanto, nos países em desenvolvimento, a sobrevida fica em torno de 60%.

Para Davim (2003),[61] a necessidade de programas de prevenção e detecção precoce do câncer de mama tem, como maior justificativa, proporcionar maiores chances de cura e/ou sobrevida mais longa à paciente.

Papel do enfermeiro

- Realizar intervenções para auxiliar no diagnóstico e tratamento da paciente, como: orientações domiciliares; orientações do tratamento ambulatorial; orientações específicas do tratamento hospitalar.
- Elaboração de grupos educativos.
- Participação na educação preventiva, orientando para: **autocuidado da mama** (H2), USG de mama e **mamografia** (H3) e identificação de **grupos de risco** (H4).

Papel do fisioterapeuta

- Identificar **grupo de risco** (H4).
- Orientar e educar sobre a **prática de atividade física regular** (H5).
- Orientar a manutenção de peso corporal adequado.
- Orientar a realização periódica do **exame clínico** (H6) das mamas e **mamografia** (H3).
- Orientar e educar sobre atitudes e hábitos saudáveis de vida.

Papel do nutricionista

- Identificar e associar **aspectos nutricionais e câncer** (H7).
- Prover orientação para uma **alimentação saudável** (H8).
- Conscientizar sobre a função protetora dos **alimentos funcionais** (H9).

Papel do psicólogo

- Idealizar, programar e conduzir ações educativas e campanhas de esclarecimento (em modelo multiprofissional).
- Identificar e remover, por manejo adequado, as **barreiras impeditivas ao autocuidado** (H10) e à adoção de estilo de vida saudável.
- Remover as **barreiras de ordem emocional** (H10).

▪ DIAGNÓSTICO

É o momento de **estabelecimento do vínculo** (H11), que vai perdurar por toda a trajetória do paciente, implicando adesão, aderência e resultado terapêuticos. A comunicação diagnóstica é de exclusiva responsabilidade médica, porém envolve a toda a equipe interdisciplinar. Os estudos científicos mostram que pacientes desejam a verdade e a transparência a respeito do câncer de mama. Uma pesquisa realizada no Brasil, por Pan Chacon, Kobata e Liberman (1995),[135] interrogou 118 adultos sobre como gostariam que os seus respectivos médicos os tratassem se tivessem câncer. O resultado constatado foi o desejo de saberem a verdade por se julgarem capazes de administrar o impacto; e assim poderiam atender todos os seus interesses e os de sua família; 80 a 90% querem saber a verdade mesmo que só exista a possibilidade de cirurgia paliativa; e que gostariam de manter o poder de decisão sobre o próprio tratamento proposto e seu futuro.

Baile et al. (2000)[8] destacam um estudo, publicado em 1982, com 1.251 americanos que indicou que 96% destes gostariam de ser informados sobre o diagnóstico de câncer. Estes autores também ressaltam um estudo com 250 pacientes em um Centro de Oncologia na Escócia que mostrou que 91 e 94% dos pacientes, respectivamente, queriam saber as chances de cura para o câncer e os efeitos colaterais do tratamento.

Papel do enfermeiro

O levantamento dos dados clínicos por meio do histórico de enfermagem é uma etapa fundamental, a partir da qual o enfermeiro pode formular hipóteses, identificar necessidades e problemas, utilizando-se de julgamento, observação, comunicação e previsão. Estes elementos autorizam a enfermeira a propor um plano de cuidado.[58]

Papel do fisioterapeuta

- Observar limitações da atividade funcional.
- Realizar avaliação funcional de membros superiores.
- Mensurar volume de membros superiores.[43]
- Avaliar presença de patologias e/ou comorbidades prévias.
- Orientar a **prática de atividade física regular** (H5).
- Utilizar a Classificação Internacional de Funcionalidade, Incapacidade e Saúde.[194]
- Orientar e educar sobre atitudes e hábitos saudáveis de vida.
- Intervir nas comorbidades, se necessário.

Papel do nutricionista

- Proceder à **avaliação nutricional** (H12).
- Realizar a **assistência nutricional** individualizada (H13).

Papel do psicólogo

- **Subsidiar a equipe profissional** (H14) a respeito das questões emocionais emergentes em pacientes, familiares e equipe.
- Realizar a **avaliação psicológica** (H15), levantando os seguintes aspectos: reação ao diagnóstico; percepção da doença; recursos internos e de enfrentamento; **suporte psicossocial e referencial religioso e/ou espiritual** (H16); mecanismos de defesa; traços de personalidade; expectativas frente ao tratamento.
- Estabelecer plano de **cuidados psicológicos** (H17), em caso de necessidade, para pacientes e familiares (cuidadores).
- Realizar o **acompanhamento psicológico** (H18) quando oportuno, atentando para as necessidades de paliação emocional.

■ TRATAMENTO, ACOMPANHAMENTO, RECIDIVA E TERMINALIDADE

O plano terapêutico interdisciplinar para cada paciente deve ser elaborado após discussão multiprofissional em reuniões científicas periódicas, onde os casos atendidos são discutidos com a equipe completa que, atuando de forma conjunta, elabora um plano terapêutico unificado e integral, sempre com respeito aos limites de atuação de cada especialidade.

■ TRATAMENTO

Tratamentos curativos e paliativos não são mutuamente excludentes. Os cuidados paliativos devem começar nos primeiros estádios de diagnóstico simultaneamente aos tratamentos curativos. O objetivo desta etapa está primordialmente ligado a questões de adesão ao tratamento médico. Segundo MarquesI e PierinII (2008),[119] a adesão de pacientes com os tratamentos pode ser influenciada por diversos fatores, relacionados com paciente, tratamento, serviços de saúde, crenças e hábitos de vida. **Conhecer esses fatores** (H19) é uma importante ferramenta para os profissionais de saúde que acompanham a evolução do paciente crônico.

Papel do enfermeiro
- Prover acolhimento e orientações, conforme o tratamento proposto.
- Auxiliar no tratamento ambulatorial e hospitalar segundo o plano terapêutico preestabelecido.
- **Quimioterapia e intercorrências** (H20).
- **Radioterapia e intercorrências** (H21).
- Hormonoterapia: avaliar e orientar quanto aos efeitos colaterais.
- **Tratamento cirúrgico** (H22): **pré e pós-operatório** (H23).
- Conduzir grupos educativos.

Papel do fisioterapeuta
- Esclarecer sobre o plano fisioterapêutico.
- Assistir ao tratamento cirúrgico (pré-operatório).
- Identificar os possíveis mitos e dúvidas da paciente e esclarecer sobre o pós-operatório imediato.
- Orientar **prevenção do linfedema** (H24).
- Identificar o **risco individual para linfedema** (H25) após a linfonodectomia axilar com o modelo preditor de risco para auxiliar no planejamento terapêutico preventivo.[23]
- **Diagnosticar** (H26) e **tratar** (H27) linfedema.
- Manejar **eventos adversos** (H28): fadiga, náusea e vômito, artralgia, mucosite oral, osteopenia e osteoporose, neuropatias, lesões resultantes de infusão e extravasamento de quimioterápicos em aplicações venosas periféricas e constipação.
- Assistir ao pós-operatório e **suas intercorrências** (H30a): fibrose do coletor linfático, seroma, linfocele, lesões nervosas (do torácico longo e intercostobraquial).
- **Pós-operatório imediato** (H29): até retirada de pontos e dreno, ou limitado a 15 dias na ausência de pontos cirúrgicos.
- **Pós-operatório tardio** (H30): após retirada de pontos e drenos e tratamento adjuvante com quimioterapia e radioterapia.

- Indicar terapia compressiva para prevenção de trombose venosa profunda. Há indicação do uso de meia compressiva antitrombo em associação ou isoladamente ao uso de bomba de compressão intermitente com frequência e pressões controladas pelo fisioterapeuta.
- Ofertar cuidados específicos nas seguintes intercorrências: limitação de movimento do membro superior, complicações cutâneas, lesão de nervos periféricos.
- Prestar assistência na Adjuvância:
    - Quimioterapia.
    - **Radioterapia** (H31).
    - **Hormonoterapia** (H31a).
    - Prestar atendimento às **Cirurgias Reconstrutoras** (H32).

Papel do nutricionista
- Prestar assistência na Adjuvância.
- Quimioterapia: manejar o **ganho ponderal** (H33).
- Radioterapia: a assistência nutricional adequada, avaliação nutricional na frequência consensuada, bem como as necessidades nutricionais atendidas em um plano nutricional individualizado, juntamente com a adesão da paciente ao tratamento nutricional e a interação dos profissionais, nesta fase, é de grande importância para o sucesso do tratamento e a melhor resposta da paciente. Por diversas vezes, o acompanhamento nutricional é negligenciado durante a radioterapia utilizando como justificativa o cansaço causado por sessões diárias. Este é um fator propulsor para o ganho ponderal e o sedentarismo, tão combatidos no câncer de mama.[15,52]
- Hormonoterapia: **manejar os efeitos do uso de drogas Inibidoras de Aromatase** (H34) (Anastrozol, Letrozol e Exemestano) e Tamoxifeno: dislipidemia, osteopenia ou osteoporose, alterações das enzimas hepáticas, esteatose hepática, colestase e hepatite.
- Prestar **assistência às necessidades nutricionais** (H35) da paciente com câncer de mama.
- Prestar **recomendações nutricionais** (H36) e orientar a **terapia nutricional** (H37).
- Fazer recomendações de **alimentos e nutrientes específicos** (H38): ômega 3, antioxidantes, leite de vaca, vitamina D, fitoterápicos, soja, imunomoduladores, glutamina, avaliando suas possíveis interações medicamentosas.
- Manejar a obesidade para **reduzir risco de doenças cardiovasculares** (H39).

Papel do psicólogo
- Conforme a fase do tratamento (cirúrgico, radioterápico, quimioterápico, hormonoterápico).
- Prover informação, apoio psicossocial e psicoterapêutico para a **unidade de cuidados** (H40) (pacientes, familiares e cuidadores não profissionais).
- Favorecer a expressão de sentimentos e meios para melhor **comunicação interpessoal** (H41).
- Manejar estresse, ansiedade e depressão.
- Acompanhar dúvidas e decisões sobre **reconstrução mamária** (H42).
- Manejar os efeitos físico-emocionais colaterais do tratamento, como: **dor** (H43) e autoestima, alopécia, ganho de peso, **náusea e vômito, anorexia e caquescia, constipação induzida por opioides, fadiga** e **depressão** (H44).
- Contribuir para a reflexão a respeito do **sentido e significado da vida** (H45).
- Estimular a **participação ativa no tratamento** (H46), incluindo tomada de decisões.
- Favorecer a **reabilitação psicoemocional** (H47).
- **Subsidiar a equipe de saúde** sobre os aspectos emocionais da unidade de cuidados (H14).
- Favorecer a elaboração das **repercussões emocionais da equipe de saúde** (H48), com atenção aos **precursores de *burnout*** (H49).

■ SEGUIMENTO

Durante o seguimento, emergem as seguintes questões:
- **Temor pela autonomia da alta médica** (H50).
- Necessidade de **reinserções social e profissional** (H51).
- **Medo da recidiva** (H52).
- Convivência com mutilações e sequelas dos tratamentos.

Papel do enfermeiro

Apesar da alta do tratamento oncológico, o paciente não perde o vínculo com a equipe interdisciplinar. É indicado que se faça orientações quanto à manutenção do cateter venoso (caso tenha sido implantado); às consultas regulares seguindo conduta médica; à pintura de cabelos com produtos químicos; e aos cuidados com o membro superior, no caso de pacientes com abordagem cirúrgica axilar.

Papel do fisioterapeuta

As sequelas podem acontecer de 1 a 6 anos após o término do tratamento.

O paciente deve ser orientado a retornar à fisioterapia ou ser encaminhado pela equipe de saúde, na presença dos seguintes sinais de alerta e complicações:[25,160,174]

- Alterações de sensibilidade, associada à perda de função do membro superior.
- Alteração de força muscular; limitação de amplitude de movimento de membros superiores e tronco.
- Aumento do volume do membro superior, pescoço e tórax.
- Presença de fibroses e aderências.
- Fraqueza, fadiga.
- Dor sem explicação.
- Ganho de peso corporal.
- Sedentarismo.
- Osteopenia e osteoporose.

Papel do nutricionista

O seguimento ambulatorial deve acontecer na frequência determinada pelo estado nutricional, a fim de minimizar os eventos adversos à terapia oncológica definida. Através da adaptação dietética que deve acompanhar os efeitos colaterais do tratamento e evolução da própria doença, a assistência nutricional, durante todo o tratamento, tem como objetivo promover a autonomia e independência do paciente, bem como da família. Recomenda-se que sejam realizados os mesmos instrumentos de avaliação nutricional do internamento, quando identificado risco nutricional ou desnutrição, e o acompanhamento deverá ser a cada 15 dias. Quando não houver risco nutricional, o acompanhamento deverá ser a cada 30 dias.[36,75]

Papel do psicólogo
- Estimular a reconstrução dos **projetos de vida** (H53).
- Ajudar a paciente a desenvolver estratégias de enfrentamento para os **emergentes emocionais dessa fase** (H54).
- Detectar precocemente os seguintes quadros: fobias; **ansiedade e depressão** (H54a).
- Manejar o estresse pós-traumático.
- Orientar questões ligadas à **sexualidade e à fertilidade** (H55).
- Estimular a **reinserção social e profissional** (H56).
- Assistir e estimular a **recolocação das relações amorosas** (H57).
- Prover suporte para o **desenvolvimento da esperança** (H58).

■ RECIDIVA

O retorno da doença desencadeia processos de decepção, derrota, frustração e revolta, que conduzem a um novo momento que abrange a maximização de todos os sentimentos gerados pelo diagnóstico inicial, acrescidos de desesperança e da proximidade objetiva da morte.

Papel do enfermeiro
- Acolher o paciente, família e/ou cuidador.
- Reportar ao paciente para saber o nível de entendimento quanto ao tratamento a ser realizado.
- Realizar a consulta de enfermagem seguindo a Sistematização da Assistência de Enfermagem (adequar segundo rotina institucional).
- Realizar orientações quanto ao tratamento proposto pelo médico-assistente: toxicidades (efeitos e manejos).
- Agendamento dos ciclos posteriores.
- Apresentar, orientar e entregar manual de orientações à paciente a depender da rotina institucional.
- Reforçar acompanhamento com equipe multidisciplinar.

Papel do fisioterapeuta
- A atuação da Fisioterapia obedece aos mesmos princípios e moldes da fase de tratamento (H24; H25; H26; H;27; H28; H29; H30; H30a; H31; H32).

Papel do nutricionista
- A atuação da Nutrição obedece aos mesmos princípios e moldes da fase de tratamento (H33; H34; H35; H36; H37; H38; H39).

Papel do psicólogo
- Estimular a reformulação do **plano de vida** (H59).
- Tratar o câncer como doença crônica, incentivando a possibilidade de **convivência harmoniosa com a doença** (H60).
- Levar o paciente a desenvolver estratégias de enfrentamento para os emergentes emocionais dessa fase, destacando seus recursos positivos e saudáveis.
- Manejar o estresse pós-traumático.
- Detectar precocemente os seguintes quadros: fobias; **ansiedade e depressão** (H54a).
- Ajudar a compreender a **ambivalência entre sentimentos** (H61) de sobreviver e de morrer ao mesmo tempo.
- Propiciar a **ressignificação de valores** (H62).
- **Subsidiar a equipe de cuidados** a respeito dos emergentes emocionais do paciente, familiares e da própria equipe profissional (H14).
- Atentar para os **precursores do** *burnout* **profissional** (H49).

■ TERMINALIDADE

Quando um paciente está na fase terminal, a medicina deve mudar a meta de curar pelo cuidar. Cuidar sempre é possível. A fase é caracterizada pela proximidade da morte e pela necessidade da ampliação dos **cuidados paliativos** (H63) frente à **dor total** (H64) (física, psíquica, social e espiritual).

Cumpre salientar que os pacientes com doenças avançadas ou em estado terminal têm fundamentalmente os mesmos direitos que os outros pacientes, como o direito de receber cuidados médicos apropriados, apoio pessoal, direito de ser informados, mas também o direito de recusar procedimentos diagnósticos e/ou tratamentos quando estes simplesmente nada acrescentam diante da morte prevista.[142]

Papel do enfermeiro
- Proporcionar a melhor qualidade de vida possível para a paciente, focando na atenção integral e considerando os aspectos espirituais, físicos, emocionais e sociais. A paciente e a família são a unidade a ser tratada por meio de **controle dos sintomas** (H65): dor, dispneia, anorexia, xerostomia, náuseas e vômitos, confusão e *delirium* e estertores.
- Favorecer apoio emocional, comunicação, informação, participação da paciente na tomada de decisões e adaptação dos equipamentos para atender às necessidades das pacientes e familiares em situação difícil.

- Evitar manobras desnecessárias que possam afetar a qualidade de vida das pacientes, respeitando suas decisões.

Papel do fisioterapeuta
- Manter as funções circulatória, respiratória e musculoarticular.
- Identificar as necessidades das pacientes para maximizar sua independência.
- Proporcionar conforto e qualidade de vida frente à terminalidade.
- Dar orientações para conservação de energia, gerenciamento da dor com medidas não farmacológicas (orientação de posicionamento corporal, adequação do ambiente, técnicas de massagem, relaxamento e uso de eletroestimulação). Orientação, educação e suporte devem também ser estendidas aos cuidadores e familiares.

Papel do nutricionista
- Proceder à **avaliação nutricional** desta fase (H66).
- Planejar atendimento individualizado das **necessidades nutricionais** (H67).
- Efetivar a **terapia nutricional** (H68) segundo o planejamento focado em cuidados paliativos.
- Realizar o acompanhamento em periodicidade não superior a 15 dias, tendo em vista a menor expectativa de vida dessa paciente. Os atendimentos telefônico e domiciliar devem ser disponibilizado, caso a paciente não tenha condições de ir ao consultório.[7,57]

Papel do psicólogo
- Orientar a unidade de cuidados para o fechamento de pendências.
- **Conscientizar a equipe de cuidados** (H69) para que mantenha o olhar ao paciente vivo, sem antecipar-lhe a morte.
- Atentar para as **questões psicoespirituais** (H70).
- Trabalhar o **luto antecipatório** (H71) na unidade de cuidados.
- Facilitar despedidas.
- **Manejar os precursores de *burnout* na equipe profissional** (H49).

■ TEXTOS COMPLEMENTARES

1. As terapias integrativas e complementares podem ser utilizadas no plano de cuidados da paciente com câncer de mama, contribuindo para o uso racional de medicamentos, podendo reduzir a fármaco-dependência. Importa lembrar que estas técnicas não são alternativas ao trata-

mento, mas podem trazer grandes benefícios, se somadas ao esforço de melhora de qualidade de vida. No entanto, assim como qualquer outra inserção, devem ser devidamente comunicadas ao médico especializado no tratamento da doença, de maneira a prevenir quaisquer intercorrências danosas ou interações medicamentosas.

Entre as principais Terapias Integrativas Complementares ao Plano de Cuidados, podemos citar: Acupuntura realizada com a inserção de agulhas – agulhamento seco – em zonas neurorreativas ou pela aplicação de ventosas, eletroestimulação ou *laser* de baixa potência nas mesmas zonas; Fitoterapia e Plantas Medicinais; Homeopatia; Termalismo Social/Crenoterapia; Práticas Corporais da Medicina Tradicional Chinesa (MTC) como lian gong, chi gong, tui-na, tai-chi-chuan e práticas de meditação; automassagem; yoga e outras.

Em virtude da grande aceitação destas terapias por parte de pacientes e familiares, é importante que as instituições de saúde possam apoiar projetos de formação e de educação permanentes dos profissionais, com a divulgação dos usos e possibilidades, da necessidade de capacitação técnico-científica específica, de acordo com o modelo de inserção, e de medidas de segurança. É relevante, também, o desenvolvimento de estudos e pesquisas, comprovando sua eficácia e a criação de instrumentos adequados de acompanhamento e avaliação da inserção e implementação das Terapias Integrativas Complementares ao Plano de Cuidados.

O reconhecimento das diversas necessidades que compõem a constelação das vertentes de atendimento a pacientes de mama não é suficiente, no entanto, para a garantia dos resultados. É imprescindível que se estabeleça uma relação, como ensina Sommerman (2006),[169] de retotalização do conhecimento, de modo a evitar as fraturas do corpo do saber, que volte a incluir também os saberes que não se ajustem de imediato às normas paradigmáticas das ciências exatas.[182]

No Brasil, em maio de 2006, o Ministério da Saúde, através da Portaria MS/GM Nº 971, aprovou a Política Nacional de Práticas Integrativas e Complementares (PNPIC) no Sistema Único de Saúde, de forma a garantir o respeito às ações destinadas a promover e manter o bem-estar físico, mental e social, desde que atendam os requisitos de segurança, eficácia, qualidade, uso racional e acesso.

2. As recomendações de autocuidado para mulheres abaixo dos 40 anos vêm substituir o autoexame das mamas (Susan G. Komen for the Cure – **www.komen.org**) e consistem em:

- Familiarizar-se com seus próprios corpos.
- Relatar imediatamente quaisquer mudanças ao profissional de saúde.
- Submeter-se a Exame Clínico das Mamas a cada 3 anos, começando aos 20 anos.
- Se tiver história de câncer de mama na família, conversar com um profissional de saúde a fim de ser orientada sobre quais exames lhe são recomendados e com que frequência.
- Conhecer o histórico de saúde de suas famílias, assim como seu risco pessoal para câncer de mama.
- Desenvolver hábitos de vida saudáveis.

Em áreas onde a mamografia não é disponível, o autoexame das mamas pode ser um recurso, tanto para a conscientização a respeito da doença quanto para aumentar o conhecimento sobre o próprio corpo e levar à identificação de alterações que precisam ser comunicadas aos profissionais de saúde. É importante que as mulheres saibam a quem se dirigir em caso de alterações, para que as ações apropriadas sejam orientadas.

As recomendações de autoexame das mamas foram modificadas, dado que estudos em todo o mundo não registraram redução da mortalidade por câncer de mama. Em 2002, um estudo realizado em Xangai, pelos autores Kösters e Gotzsche (2003),[101] mostrou que o autoexame das mamas (com treinamento intenso) não representou aumento nos diagnósticos precoces (com melhores prognósticos) e, ao mesmo tempo, mais alterações benignas foram relatadas pelo grupo que praticava o autoexame das mamas. O estudo reuniu mais de 130 mil mulheres. Uma vez que não haja evidências científicas claras a respeito da adoção regular do autoexame das mamas para a redução de mortalidade por câncer de mama, as recomendações específicas mudaram e passaram a incluir percepção de risco e escolhas de hábitos de vida saudáveis.

As recomendações preconizadas pela *Susan G. Komen Internacional*, ONG dedicada à pesquisa e ações em câncer de mama, são:
- Conheça seu risco.
- Converse com seus familiares para conhecer o histórico de doenças em sua família, especialmente os casos de câncer.
- Converse com seu médico sobre a sua história pessoal e familiar de doenças e pergunte sobre o seu risco pessoal de ter câncer de mama.
- Faça exames de rotina.

- Faça um exame clínico anual com médico (ou enfermeira capacitada) a partir dos 20 anos de idade.
- Faça uma mamografia anual a partir dos 40 anos, caso seu risco esteja dentro da média.
- Se você tem risco aumentado, pergunte ao seu médico quais exames de rotina são indicados e com que frequência você deve realizá-los.
- Procure o seu médico (ou dirija-se a sua unidade básica de saúde) imediatamente se perceber:
  – Caroço endurecido ou engrossamento.
  – Região mais quente, inchada ou escura, vermelhidão.
  – Mudanças na forma ou no tamanho da mama.
  – Covinha ou enrugamento na pele.
  – Vermelhidão, coceira ou descamação na pele ou no mamilo.
  – Inversão do mamilo e de outras regiões da mama.
  – Secreção repentina no mamilo.
  – Dor persistente em alguma região.
- Saber o que é normal para você é uma forma segura de detectar alterações na aparência e na sensibilidade das mamas. Lembre-se! A maior parte das alterações NÃO são sinais de câncer, mas só o seu médico pode fazer o diagnóstico preciso.
- Escolha hábitos de vida saudáveis.
- Mantenha seu peso dentro da faixa aceitável.
- Pratique exercícios com frequência.
- Diminua o consumo de bebidas com álcool.
- Não fume.
- Encontre formas para recuperar-se do estresse.

3. A revisão das evidências induz a apoiar vigorosamente a triagem mamográfica de mulheres entre 50 e 69 anos com um intervalo nunca superior a 2 anos, já que esse intervalo foi adotado na maioria dos ensaios clínicos e representou um impacto real sobre a redução da taxa de mortalidade por câncer de mama. É razoável realizar a triagem em mulheres acima de 70 anos que tenham uma expectativa de vida favorável, condições clínicas que permitam a adequada realização do exame, já que a incidência do câncer de mama aumenta com a idade, indo de 130 casos para cada 100.000 mulheres/ano na faixa dos 40 a 49 anos, para cerca de 400 casos em 100.000 mulheres/ano.

Sobre o rastreamento em mulheres mais jovens, entre 40 e 49 anos, não podemos ignorar o estudo de maior casuística, que demonstrou um impacto menor, porém significativo (13%) na taxa de mortalidade por câncer de mama nas mulheres entre 40 e 49 anos; sendo que este pode ainda ser melhorado (19%), caso a triagem seja realizada anualmente.[100]

A frequência das mamografias anormais por ocasião da primeira triagem é a mesma para os diferentes grupos etários, entretanto a probabilidade de uma mamografia anormal resultar em um diagnóstico de câncer, que é de 17 a 19% nas mulheres com mais de 60 anos, cai para cerca de 4% nas mulheres de 40 a 49 anos.

Não existem evidências suficientes que apoiem a recomendação generalizada de triagem em mulheres entre 40 e 49 anos. Essas mulheres deverão ser aconselhadas por profissional acerca do atual conhecimento dos riscos, benefícios e conveniência da triagem para cada mulher.

A recomendação é de se fazer triagem mamográfica anualmente a partir de 40 anos, a cada 2 anos entre os 50 e os 69 anos e, de acordo com a expectativa de vida, após os 70 anos. Talvez as pacientes mais jovens com risco genético conhecido e com mamas densas à mamografia possam beneficiar-se do estudo ultrassonográfico complementar, porém esta colocação ainda necessita da realização de ensaios clínicos específicos.[99]

4. Mulheres com história familiar de câncer de mama, especialmente se uma ou mais familiares de primeiro grau foram acometidas antes dos 50 anos, apresentam maior risco de desenvolver a doença. Esse grupo deve ser acompanhado por médico a partir dos 35 anos de idade ou 10 anos a menos que a familiar que teve câncer de mama. É o profissional de saúde quem vai decidir quais exames a paciente deverá fazer. Vale lembrar que apenas 10% dos diagnósticos estão relacionados com fatores genéticos.

   Primeira menstruação precoce, menopausa tardia (após os 50 anos), primeira gravidez após os 30 anos e não ter tido filhos também constituem fatores de risco. As mulheres que se incluem nesse perfil também devem procurar orientação por profissionais de saúde. Os procedimentos mais eficazes para a detecção precoce do câncer de mama são o exame clínico e a mamografia. Determinados hábitos de vida também representam aumento de risco para câncer de mama: consumo de álcool, sedentarismo, obesidade e estresse.[99]

5. A prática de exercícios físicos aeróbicos está associada a uma redução do risco de recidiva de 40 a 50%, por isso, sua prática regular é estimulada. A quantidade recomendada é de 3 a 5 horas por semana com intensidade moderada. Os principais mecanismos fisiológicos da atividade física são:[51,82,83,178]

- Redução da quantidade de tecido adiposo.
- Modificação do equilíbrio hormonal.
- Redução do excesso de estrogênios e de testosterona.

6. Deve ser realizado a cada 3 anos entre os 20 e 40 anos, e depois anualmente. Sua eficácia depende da qualidade com a qual é realizado, mesmo que realizado por pessoal paramédico. O exame clínico da mama é acessível a um menor número de mulheres quando comparado ao autoexame da mama; pode detectar lesões menores e é mais importante em mulheres mais jovens, faixa em que a mamografia tem limitações. Também como acontece com o autoexame da mama, os trabalhos da literatura colocam em dúvida a eficácia do exame clínico da mama como procedimento redutor da taxa de mortalidade. Faz exceção neste aspecto o trabalho conhecido como NBSS-2, que comparou dois grupos de mulheres, entre 50 e 59 anos, distribuídas aleatoriamente para realizar mamografia associada ao exame clínico da mama ou só o exame clínico. Os benefícios da detecção subclínica encontrados desapareceram com o passar dos anos e no final do estudo de 13 anos foi igual em ambos os grupos, com o mesmo índice de mortalidade.[99]

7. Os estudos mostram de modo consistente que os padrões de câncer mudam, conforme as populações migram de uma parte do mundo para outra e à medida que os países se tornam progressivamente urbanizados e industrializados. As projeções indicam que as taxas de câncer, em geral, tendem a aumentar.[34] Esse aumento deve-se principalmente ao envelhecimento da população mundial, ao tabagismo, aos xenobióticos, hábitos alimentares e estilo de vida poucos saudáveis. Prevenção é o método mais eficaz de combate ao câncer. Somente cerca de 5% dos cânceres são de origem hereditária, enquanto 95% ocorrem graças à interação entre os genes e o ambiente, dieta e estilos de vida.[72]

Os xenobióticos, elementos estranhos ao organismo, têm papel fisiológico conhecido, quando não eliminados adequadamente pelo organismo ao nível celular. Destoxificados, podem atuar como um carcinógeno importante. Isto ocorre em função do maior potencial oxidativo dos mesmos tendo, portanto, maior poder de reagir com os ácidos nucleicos e ribonucleicos, alterando quimicamente proteínas, enzimas, lipídios e outras estruturas celulares.[36]

Os tipos de câncer mais comuns hoje, como os de mama, cólon, próstata e pulmão, começaram a ter taxas alarmantes depois da mudança da alimentação, com o aumento do consumo de cereais refinados e de produtos de origem animal.[32] Mortes por câncer são atribuídas a fatores ambientais, como dieta (35%), tabaco (30%) e outros (5%), como condições e tipo de trabalho, álcool, poluição e aditivos alimentares.[74]

Novas análises feitas para o Relatório de Políticas do WCRF/ AICR de 2009 mostram que, seguindo os padrões saudáveis de alimentação e atividade física, como apontado no Relatório de Alimentação e Câncer do WCRF/AICR de 2007, a prevenção pode chegar a 1/4. Essas análises indicam a necessidade imediata de uma ação conjunta para controlar e prevenir o câncer. Tal ação, quando baseada profundamente em boas evidências, cuidadosamente monitorada e aprimorada, pode ser realizada com sucesso.[136]

O relatório *Food, Nutrition and the Prevention of Cancer*, do American Institute for Cancer Research, estabelece a relação entre dietas ricas em vegetais, frutas, grãos integrais e feijões e a baixa incidência de câncer e outras doenças crônicas.[74] Atualmente, diversos estudos têm demonstrado uma forte associação entre a obesidade e o aumento do risco para alguns tipos de câncer, entre eles, o de mama.[94,143]

Os indivíduos obesos têm 1,5 a 3,5 vezes mais chances de desenvolver esse tipo de câncer do que indivíduos eutróficos, e essa relação aumenta ainda mais em mulheres após a menopausa.[77,143,177] Os prováveis mecanismos que relacionam a obesidade com o câncer de mama parecem ser explicados por alterações no metabolismo da insulina.[143]

8. A mais recente recomendação do American Institute visa facilitar a adoção de uma alimentação saudável pela população e indica o consumo de refeições compostas por 2/3 (ou mais) de vegetais, frutas, grãos integrais e feijões e 1/3 (ou menos) de proteína animal. A base da alimentação deve ser de alimentos de origem vegetal, ricos em vitaminas, minerais, fibras e fitoquímicos que minimizam os riscos do câncer.[141]

O alimento tem como finalidade servir de fonte de energia e nutrientes para formação e manutenção de células e tecidos. A alimentação saudável contempla todas as necessidades do indivíduo em termos de macro e micronutrientes que vão ser utilizados como fonte de energia para o organismo. Contudo, o alimento deixou de ser abordado simplesmente do ponto de vista nutricional e passou a ser encarado como portador de componentes especiais, que oferecem proteção à saúde. Tais componentes são capazes de estimular de maneira positiva determinados sistemas biológicos, ocasionando um funcionamento orgânico mais saudável.

9. Os alimentos funcionais possuem componentes bioativos capazes de prevenir ou reduzir o risco de cânceres dos mais diversos tipos. Tais compostos bioativos são os antioxidantes, como os fitosteróis, os ácidos graxos, as fibras solúveis e insolúveis e os minerais.[74] As frutas e os vegetais de polpa amarelo-alaranjada possuem elevada concentração de carotenoides, precursores da vitamina A, importante para visão e para pele, poderosos antioxidantes, que agem na neutralização de radicais livres, proporcionando proteção contra danos oxidativos, além de estimularem a função do sistema imunológico. Destes, destaca-se o licopeno, cuja atividade antioxidante é maior que a do betacaroteno, lembrando que sua biodisponibilidade, no caso de tomate, aumenta com o preparo sob aquecimento. Estudos mostram que o consumo de tomate e molho de tomate em 10 ou mais vezes por semana reduziu em mais de 50% a incidência de câncer de próstata. O licopeno é um betacaroteno natural, responsável pela cor vermelha de certos alimentos. Encontra-se em leguminosas bem conhecidas, como o tomate, a cenoura e em frutas, como o mamão, a melancia e a goiaba.[72,124]

As frutas cítricas contêm altos teores de vitamina C, importante contra o escorbuto, e vários compostos não nutritivos, porém bioativos, como limoninas e pectina, que atuam no organismo humano, inibindo a carcinogênese, agindo como agentes bloqueadores e/ou supressores. A vitamina D e o cálcio reduzem o risco de a mulher desenvolver câncer de mama e reduzem a densidade do tecido mamário nos seios.

O consumo de hortaliças folhosas da família das crucíferas (brócolis, couve-flor, couve-manteiga, repolho) tem-se associado à redução do risco de câncer de mama. Já o consumo de alho na sua forma *in natura*, em razão da presença de compostos sulfurados, traz benefícios à saúde, incluindo desde a prevenção de câncer, anticolesterolemia, anti-hipertensivo, até como antiaterogênico.[173,201]

Os cereais integrais, como aveia e linhaça, exercem diversas funções saudáveis, como a redução do colesterol total e LDL e redução do risco de cânceres colorretal e gástrico, graças à ação das fibras que os mesmos contêm, além de lignanas, tocoferóis e betaglicana. Outro exemplo é a soja, que promove a redução do colesterol LDL, colesterol total e triglicerídes, prevenção de câncer de mama, cólon, reto, estômago, próstata e osteoporose, além da diminuição e intensidade dos sintomas da menopausa, graças à ação dos componentes bioativos, os fitoestrogênios, isoflavonas: genisteína e diazeína.[194] Os chás verde, de erva-cidreira, erva-doce e hortelã e outros, apresentam compostos do grupo das polifenóis (catequinas), cujo efeito benigno anticancerígeno na mama foi observado.

Vegetais, cereais integrais, amêndoa de castanha-do-Brasil, frutos do mar, fígado e rim são ricos em selênio. Tal oligoelemento propicia benefícios orgânicos, como: retardar o envelhecimento, combater a tensão pré-menstrual, preservar a elasticidade dos tecidos, prevenir câncer, neutralizar os radicais livres, aumentar a potência e o interesse sexual no homem, proteger contra enfermidades cardiovasculares e estimular o sistema imunológico.[194]

Ainda existem os alimentos de origem animal, como os peixes marinhos de água fria: sardinha, cavala, atum e salmão, que contêm ácidos graxos, ômega 3, cujos benefícios são redução de hipertensão, doenças cardiovasculares, distúrbios inflamatórios e autoimunes, redução de câncer de mama, cólon, pele, pâncreas, próstata, pulmão e laringe. Os laticínios e derivados, além dos nutrientes, apresentam componentes probióticos e prebióticos, que desempenham funções desejáveis ao organismo de quem os consome regularmente, como: redução do risco de câncer de cólon, hipertensão, intolerância à lactose, colesterol, infecção do trato urinário de mulheres, melhora da integridade da mucosa intestinal e resistência à infecção, trazendo melhoria à saúde.[147]

O papel do lipídio na carcinogênese pode variar de acordo com a origem e a composição. Entre os cânceres associados ao excesso de ingestão de gordura, destacam-se os de cólon e reto. Acredita-se que a elevada ingestão de gordura promove aumento na produção de ácidos biliares, que são mutagênicos e citotóxicos. Resultados semelhantes foram igualmente observados para os cânceres de próstata, mama e pulmão.[147]

Os fitoestrogênios funcionam como antagonistas parciais do estrogênio, limitando, assim, o efeito potencialmente prejudicial do estrogênio humano em certas fases da vida. Interferem em enzimas que são importantes para o crescimento do câncer, aumentam a produção de hormônios que restringem o nível de estrogênio no sangue, reduzem o tempo de exposição ao estrogênio aumentando o ciclo menstrual. Grãos integrais, ervilhas, feijão, vegetais, frutas, cereais e sementes, soja e derivados de soja, como tofu, são alguns dos alimentos mais ricos desse nutriente.[18]

Os flavonoides são os principais pigmentos que dão cor aos alimentos, como frutas e vegetais, e interrompem ou retardam o crescimento de células malignas e protegem contra substâncias cancerígenas (chás, uvas, vinho tinto, frutas cítricas, cebola, maçãs, cerejas, morangos, azeitonas, café, tomates e ameixas).[18]

As fibras presentes em vegetais, grãos integrais, cereais, leguminosas, nozes, sementes, vegetais, frutas secas ou *in natura*, principalmente nas cascas destas.[147] reduzem a formação de substâncias cancerígenas no intestino grosso e diminuem a absorção de gorduras, reduzindo em até 30% de risco nos indivíduos que consomem 25 a 30 gramas de fibras por dia.

Principais substâncias bioativas em alimentos:

Substância	Fontes	Ação
Flavonoides e compostos fenólicos	Frutas cítricas, cereja, uva, ameixa, pera, maçã e mamão, pimenta-verde, brócolis, repolho-roxo, cebola, tomate e vinhos	Antioxidante, anticarcinogênico, anti-inflamatório, anti-hepatotóxico, antiviral, antialérgico e antitrombótico
Isoflavonas	Soja (associado à proteína)	Fitoestrogênios, inibidores de enzimas ligadas ao desenvolvimento do câncer, antioxidante (arterosclerose)
Carotenoides	Vegetais (vermelho-alaranjados), ovos, queijos, vísceras e alimentos processados	Pró-vitamina A, antioxidante, antimutagênica e imunomodulador
Ômega 3	Peixes de águas frias, sementes de linhaça, canola e gérmen de trigo	Reduz mediadores pró-inflamatórios (infarto do miocárdio, aterosclerose, pressão arterial e triglicérides)
Fibras	Vegetais, leguminosas e grãos cereais integrais ou não	Esvaziamento gástrico, volume, lubrificação de fezes, absorção de gorduras, colesterol e glicose, sensação de saciedade
Fitosteroides	Óleos vegetais (girassol, soja, canola) margarinas enriquecidas, frutas e vegetais	Perfil lipídico adequado (síntese de colesterol, número de receptores LDL)
Probióticos	Leite fermentado e iogurtes com lactobacilos vivos	Inibir bactérias intestinais indesejáveis, ativar imunidade humoral e celular e facilitar digestibilidade da lactose
Prebióticos	Alcachofra, chicória, cebola, alho, banana e produtos de padaria, confeitaria e laticínios	Estimular seletivamente o crescimento/atividade de bactérias do cólon

10. Cercado de preconceitos, tabus, mitos e inverdades de dimensões históricas, o câncer continua a ser temido pelo estigma de dor, solidão e morte que carrega, apesar de todo o progresso científico. Esta visão temível do câncer acaba por se consolidar tanto em barreiras intervenientes para o diagnóstico precoce, assim como em complicadores psicológicos, sociais e comportamentais na adesão e na aderência ao tratamento. Dessa forma, é preciso investir em políticas públicas, educação e campanhas de esclarecimento capazes de provocar uma mudança cultural condizente com a prevenção e o diagnóstico precoces.[115]

11. Quando uma pessoa se depara com uma suspeita de câncer de mama e procura um médico para a investigação, é comum que esteja emocionalmente abalada. O diagnóstico tem, geralmente, um efeito devastador na vida de quem o recebe, seja pelo temor às mutilações que os tratamentos podem provocar, seja pelo medo da morte ou pelas muitas perdas, nas esferas emocional, social e material, que quase sempre ocorrem. Ela se confronta com a questão do imponderável e da finitude da vida, com a perda do corpo saudável, da sensação de invulnerabilidade e da perda de domínio sobre a própria vida.[155]

Neste momento, a informação recebida caracteriza-se como 'má notícia', por se caracterizar como adversa, afetando seriamente a visão do indivíduo sobre seu futuro[8] e cortando a sensação de controle sobre a sua vida. Esta hora torna-se um dos momentos mais importantes da vida do indivíduo,[167] pois uma conversa entre médico e paciente e seus familiares pode desencadear uma mistura de medos, ansiedades, ignorância, raiva ou alívio.[140]

Assim, a comunicação é o principal instrumento. Além de produzir informações, decisões também são tomadas, desenvolvem-se atitudes, encaminham-se soluções; e aflições e medos são acalmados.[8,150] Segundo Perdicaris e Silva (2008),[140] o comunicar busca estabelecer um diálogo de qualidade, não traduzindo as mensagens, apenas. Estes autores notam que a depender do cuidado do profissional, "as palavras, o olhar, os gestos e o silêncio podem ser mais cortantes que o mais afiado bisturi ou mais analgésicos que o mais potente entorpecente".[140] Os profissionais e os pacientes tornam-se parceiros, cada qual com atribuições e responsabilidades. É válido que isso ocorra para que o paciente torne-se o agente, favorecendo o seu próprio tratamento, de maneira integrada e integradora.[140,167] É no desenvolvimento desta relação médico – paciente, desde o primeiro contato, que se dá a eficácia da comunicação, podendo influenciar na adesão ao tratamento prescrito, caracterizada pela aliança e a empatia entre as partes.[140,150] Existem dois Protocolos de Comunicação que podem ajudar o profissional de saúde, neste trabalho. Estes são o Protocolo SPIKES, desenvolvido por Baile Wf et al. (2000),[8] e também Protocolo CLASS.

12. A Avaliação Nutricional (AN) no paciente oncológico, clínico ou cirúrgico, internado ou ambulatorial, independente do tratamento proposto, seja de quimioterapia, radioterapia, hormonoterapia ou a associação de tais tratamentos, deve ser realizada no início e durante todo o tratamento proposto, para que seja identificado o risco nutricional ou algum tipo de desnutrição já instalada, em razão da agressividade do tratamento do câncer contribuir para o comprometimento nutricional dos pacientes oncológicos.[36,75]

Uma detecção precoce das alterações nutricionais no paciente oncológico permite uma intervenção necessária, e esse acompanhamento nutricional deve ser iniciado no primeiro contato do profissional nutricionista com o paciente. Uma anamnese alimentar criteriosa, história clínica e dados antropométricos definirão um plano terapêutico ideal.[75]

A ASG-PPP (Avaliação Subjetiva Global Aplicada Pelo Paciente) é considerada o método padrão de avaliação para pacientes oncológicos, ainda que a avaliação subjetiva global (ASG) seja também bastante utilizada. Recomenda-se a aplicação em até 48 horas da admissão de tais instrumentos de avaliação nutricional. Durante o internamento e ambulatorialmente, recomenda-se realizar a avaliação nutricional, que consiste em dados clínicos, dietéticos e antropométricos.[36]

A reavaliação nutricional é recomendada semanalmente no internamento, devendo incluir avaliação antropométrica e exames bioquímicos, e diariamente recomenda-se realizar a AN, que consiste na anamnese alimentar, exames físicos e clínicos.[36]

13. A assistência nutricional ao paciente oncológico deve ser individualizada e deve incluir na AN o cálculo das necessidades nutricionais e a terapia nutricional (TN) até o acompanhamento ambulatorial, objetivando prevenir ou recuperar o estado nutricional do paciente em tratamento oncológico, evitando, assim, o quadro de caquexia, que contribui para o balanço nitrogenado negativo, catabolismo proteico intenso, proteólise e redução da resposta imune.[36,73,75]

O risco nutricional do paciente oncológico é indicado quando este estiver recebendo tratamento oncológico ativo (quimioterapia, imunoterapia e radioterapia), quando o paciente for submetido a grandes cirurgias por câncer do trato gastrointestinal, quando a ASG for B ou C ou quando a ASG-PPP for > ou = 2; quando a ingestão alimentar por via oral estiver reduzida a menos de 60 ou 70%; na presença de alterações do trato gastrointestinal, como náuseas, vômitos, diarreia, constipação e outras, e quando a perda de peso for significativa ou severa.[75]

14. A equipe de saúde pode deparar-se com diversas reações por parte dos pacientes e de seus familiares. Segundo Rossil e Santos (2003),[155] a reação pode ser caracterizada por alarme, choque, raiva, culpa, podendo chegar ao Transtorno de Estresse Pós-Traumático. No estudo destes autores, o contato com a realidade de estar com uma doença grave fez aflorar na maioria das participantes a consciência da possibilidade de morte iminente. Por conta disso, outros sentimentos disfóricos foram evocados pela experiência: tristeza, insegurança, temor relacionado com o futuro e com o desconhecido, medo do tratamento que iriam enfrentar e as incertezas ligadas às possibilidades de cura, acrescidas da perspectiva de conviver com a mutilação e suas repercussões sobre a vida sexual e o relacionamento conjugal. Outros autores apontam para a repercussão caracterizada por descrença, tristeza; isolamento;[8,139] sensação de desamparo, de invasão, de exposição física, de perda da autoestima, sentimentos de impotência e inferioridade, podendo desencadear conflitos emocionais e reações psíquicas associadas a crenças e padrões de comportamentos, que favorecem a desesperança e inibem a sua participação ativa no tratamento.[85]

Na pesquisa de Tavares e Trad (2005),[175] com famílias com mulheres diagnosticadas por câncer de mama, os resultados mostraram que este é representado como algo negativo, invasivo, traumático, limitante, que remete ao medo e à dor tanto para os pacientes, quanto para os familiares.

Em relação aos profissionais de saúde, Penello e Magalhães (2010)[139] afirmam que informar más notícias caracteriza situações-limite para estes. Portanto, o profissional psicólogo pode contribuir com treinamentos constantes sobre este assunto. Uma pesquisa realizada com 700 médicos que participaram da ASCO (Sociedade Americana de Oncologia Clínica), em 1998, constatou que 48,8% deles nunca tiveram treinamento sobre como lidar com as emoções dos pacientes diante da comunicação da má notícia; e 46,7% se sentem pouco confortáveis em lidar com o impacto emocional gerado.[8]

15. A avaliação psicológica consiste em um processo técnico-científico de coleta de dados, estudo e interpretações de informações a respeito de fenômenos psicológicos.[48] A avaliação psicológica funciona como uma bússola para orientar o caminho a ser seguido. Simonetti (2004)[168]

propõe a avaliação de quatro aspectos: o reacional (como o paciente está reagindo à doença); o médico (a condição clínica do paciente); o situacional (análise das diversas áreas da vida do paciente) e o transferencial (as relações estabelecidas a partir do diagnóstico).

A avaliação tende a fornecer uma visão panorâmica e não a rotular o paciente. Objetiva conhecer a situação existencial e subjetiva do paciente e sua relação com a doença, tratamento e hospitalização. A partir disso, define-se o melhor caminho a ser seguido e o direcionamento das intervenções terapêuticas. Os dados levantados na avaliação podem ajudar a delinear intervenções focais e objetivas.

Em literatura, não foi encontrada uma avaliação específica para pacientes com câncer de mama, mas foram encontradas sugestões de avaliações psicológicas em contextos de saúde.[9,79,110,168]

O roteiro, proposto por Fongaro e Sebastiani (1996),[79] aponta que as principais funções da avaliação são: função diagnóstica; orientador de foco; fornecimento de dados sobre a estrutura psicodinâmica da personalidade; relação do paciente com a doença e tratamento; história de vida da pessoa; possibilitar diagnóstico diferencial quanto a quadros psiquiátricos específicos e observar o entendimento do paciente sobre o seu quadro clínico. Esses autores propõem, no roteiro de avaliação propriamente dito, 13 itens, além dos dados de identificação. São eles: estado emocional geral, sequelas emocionais do paciente, temperamento emocional observado, postura frente à doença e à vida, estado atual frente à doença/hospitalização, questionário específico (história de vida), avaliação psicossocial, exame psíquico, manifestações psíquicas e comportamentais, diagnóstico psicológico, focos principais, conduta e síntese.

16. Receber o diagnóstico de câncer traz implicações psicológicas, sociais, econômicas, legais, éticas e existenciais. Por isso, o aparecimento da doença constitui um evento traumático na vida da pessoa portadora, de seus familiares e parceiros. Importa lembrar que frente ao diagnóstico de uma doença ameaçadora e potencialmente fatal, todos se tornam vulneráveis e são afetados de alguma forma. Para melhor enfrentar esta situação fazem-se necessários suportes psicossocial e espiritual.

Podem ser de grande auxílio: uma comunicação adequada com a equipe profissional e entre os membros da família; o conhecimento dos sintomas e ciclo da doença; os suportes social e profissional e o senso de controle trazido pela participação nas tomadas de decisão, de acordo com as diferentes fases.

As intervenções de apoio ao domínio espiritual devem ser oferecidas, mantendo a forma não sectária ou dogmática, e sim, de acordo com a opinião do próprio paciente e com respeito ao seu mundo interno. Para que isto aconteça, os profissionais de saúde devem incluir questionamentos acerca da maneira particular que o paciente e seus familiares vivenciam sua espiritualidade.

Santos (2009)[158] sugere que o médico ou – na ausência ou desinteresse deste – outro profissional da equipe avalie a história espiritual de todos os pacientes com doenças crônicas ou pessoas enlutadas. Esta avaliação deve ser centralizada nas crenças do paciente. O objetivo é entendê-las e saber qual sua participação na saúde e na doença, sem julgamento ou tentativa de modificar crenças ou a falta delas. Em seguida, estas informações devem ser documentadas no prontuário para que outros profissionais tenham acesso a elas.

Breitbart (2003;[39] 2010[38]) defende que a integração da espiritualidade e da busca de sentido é essencial na otimização dos serviços de suporte, quando os seres humanos são confrontados com sua própria mortalidade no contexto de doenças ameaçadoras à vida, como o câncer. No entanto, para obter eficácia terapêutica, todos os integrantes da equipe de saúde e, mais precisamente, os profissionais de saúde mental devem receber treinamento de habilidade que os capacitem a lidar com a dimensão espiritual, com ética e compaixão, aceitação e não julgamento dos valores e crenças de pessoas religiosas ou não, agnósticas ou ateias.

17. O paciente enfrenta, a partir do momento do diagnóstico, um conjunto de mecanismos e de tarefas de adaptação à doença e às suas circunstâncias. Destes fatos decorre a necessidade de um plano terapêutico global integrando os cuidados somáticos e psicológicos/psiquiátricos em todos os estádios da doença oncológica. O plano de cuidados psicológicos deve incluir: delimitação de foco do trabalho terapêutico, ponto de urgência, recursos e estratégias a serem utilizados e resultados esperados, além de periodicidade e duração estimadas dos atendimentos.

18. O acompanhamento psicológico é definido após a avaliação psicológica individual e, a partir dessa, planejam-se os atendimentos seguintes. Estes podem ser em grupo ou individuais, dependendo do estado emocional e das necessidades da pessoa. Pode-se ainda incluir o acompanhamento a familiares, assim como o atendimento ao casal.[148] Os termos desse acompanhamento ou o contrato de trabalho (frequência,

duração da sessão, valor etc.) serão definidos entre psicólogo e paciente e/ou familiares. A fase da terapêutica consiste em acompanhamento psicológico, provendo espaço para a expressão da subjetividade da pessoa doente. O tratamento psicológico deverá ser iniciado, no caso do câncer de mama, na fase do diagnóstico da doença. Dessa forma, o paciente passa a receber a atenção sistemática e focal caracterizada por visitas regulares da equipe de psicólogos da instituição.[66]

19. Os tratamentos para câncer de mama, por sua natureza agressiva, ocasionam importantes emergentes emocionais ligados a medos, fantasias, estigmas, mitos e distorções perceptivas. Esta é uma enfermidade frequentemente associada a sentimentos de destruição, em razão da alta complexidade dos tratamentos, por vezes mutilantes, e a elevada taxa de mortalidade – em caso de diagnósticos tardios. O estadiamento da doença, o plano de tratamento adotado e o prognóstico poderão conduzir a paciente, a depender de sua estrutura psíquica, a estados emocionais de negação, ansiedade e depressão, que dificultarão a regulação de seus afetos. Não só o espectro da morte e a alopécia atormentam a paciente, mas o fantasma da castração se materializa com a possibilidade da retirada das mamas. A mulher soma à sua infelicidade um sofrimento psíquico causado pelo ataque à sua feminilidade. Remetida à ideia objetiva da morte ela poderá ter prejuízo de percepção na compreensão da propedêutica proposta pelo médico. Este sofrimento vai alterar sua rotina e imagem corporal, comprometendo sua vida após o câncer. Nota-se que mesmo com os avanços técnico-cirúrgicos, a reconstrução mamária não isentou totalmente a mulher do sentimento de luto pela perda da mama. Mesmo com a ocultação da mutilação, ela poderá ter dificuldades de ajustamento psicossocial.

20. No tratamento quimioterápico, o acompanhamento das aplicações do medicamento, segundo o protocolo definido, é feito pelo enfermeiro após acolhimento do paciente. Devem-se escutar e orientar possíveis queixas e/ou efeitos adversos; checar a prescrição médica e o resultado do hemograma e/ou de outros exames solicitados pelo médico; realizar exame físico; avaliar níveis pressóricos (antes, durante e após a infusão); monitorar toxicidades; gerenciar os riscos com escala padronizada pela instituição de saúde e reforçar o acompanhamento com os outros membros da equipe interdisciplinar.

Segundo Mohallem (2007),[129] o profissional deve avaliar a via de acesso para aplicação da quimioterapia, atentando se a paciente realizou esvaziamento axilar.

Puncionar, em casos de acessos periféricos, em braço contralateral ou puncionar o cateter venoso, em caso de acesso totalmente implantável. Também devem-se realizar infusões, seguindo protocolo prescrito; monitorar acesso venoso durante toda a aplicação e avaliar e manejar possíveis reações e/ou efeitos adversos.

Para haver uma assistência segura, o enfermeiro deve informar à paciente sobre os possíveis efeitos adversos e orientar o uso de outros recursos, medicamentosos ou não, para o alívio destes.[29]

21. No tratamento radioterápico, os efeitos tóxicos do tratamento serão influenciados pela localização do tumor na mama, o volume irradiado, a dose total de radiação e o estado geral da paciente. A toxicidade mais prevalente é a Radiodermite que pode ser: aguda (eritema inicial, edema progressivo, hipercromia, descamação seca e ulceração) ou crônica (isquemia, alteração pigmentar, espessamento, ulceração e fibrose), conforme nos diz Mohallen (2007).[129]

22. O enfermeiro que trabalha com pacientes portadores de câncer de mama tem um papel fundamental no acompanhamento pré, trans e pós-operatório e no preparo para alta hospitalar, uma vez que estes pacientes são submetidos a procedimentos invasivos de grande impacto físico e emocional. Com base na história de saúde da paciente, no pré-operatório, o enfermeiro fornece informações sobre o câncer de mama e tratamento, colaborando com o mesmo nas estratégias de enfrentamento. No pós-operatório, o uso de drenos, cateteres e sondas limita a mobilidade da paciente e oferece risco à infecção. Paciente e família devem ser orientados para que tenham compreensão clara do objetivo do tratamento e suas sequelas, e sejam colaboradores no processo de saúde/recuperação. O enfermeiro deve estar atento à capacidade de enfrentamento do paciente e às respostas frente às informações fornecidas. Atentar para regulação da quantidade temporal de informação e fornecê-la quando apropriado, com o objetivo de reduzir o estresse emocional e ansiedade da paciente.[6]

23. Pré-operatório:[7]
- Checar exames pré-operatórios.
- Verificar a realização da interconsulta com anestesista.
- Checar termo de consentimento livre e esclarecido.
- Administrar medicação pré-anestésica prescrita.
- Em casos de investigação de linfonodo sentinela, assegurar que a paciente tem todas as informações da realização do procedimento.

- Contatar previamente com a Medicina Nuclear, em casos de realização do linfonodo sentinela.
- Orientar o uso de sutiã, segundo a técnica cirúrgica realizada.

Pós-operatório:[6]

Imediato:
- Receber a paciente em ambiente tranquilo e avaliar nível de consciência e variações.
- Identificar com pulseira o membro superior nos casos em que foi realizado o esvaziamento axilar.
- Aferir sinais vitais.
- Fazer inspeção rigorosa do curativo: avaliando presença de edema, dor, eritema, sintomas de infecções e/ou hematomas e necroses.
- Avaliar o sistema de drenagem.
- Administrar analgésicos.
- Observar presença de parestesia no braço.

Tardio:[7]
- Realizar o curativo na incisão cirúrgica.
- Observar a presença de seroma, principalmente em região axilar.
- Retirar o dreno, quando indicado.

Alta:
- Orientar a troca do curativo.
- Ensinar o paciente/familiar a manejar o dreno.
- Orientar cuidados com o membro operado para evitar traumas.
- Orientar para que evitem usar roupas e adornos que possam comprimir o braço afetado.
- Orientar que em casos de sinais e sintomas sugestivos de infecções, deve-se entrar em contato com a equipe cirúrgica.

24. Punções venosas e administração de quimioterápicos no membro superior e hemitórax homolaterais à cirurgia devem ser evitas, para prevenir o linfedema.[41,196]

25. Os principais fatores de risco para linfedema identificados na população brasileira são: idade, índice de massa corporal, realização de quimioterapia neo ou adjuvante no braço homolateral, nível da linfodenectomia axilar, radioterapia na mama e cadeias de drenagem, seroma e edema precoce.[44] Não há evidências científicas que comprovem que pegar peso ou realizar exercícios de musculação sejam fatores de risco para o aparecimento do linfedema.

26. Diagnóstico: sintomas subjetivos iniciais referidos pelas pacientes, como sensação de peso, sensação de aperto em punho e dedos, diminuição

da flexibilidade em mão e cotovelo, relato de inchaço no braço e hemitórax ipsilateral.

Inspeção e palpação: dependendo da fase do linfedema pode haver a presença de alterações cutâneas, coloração, fibrose, linfocistos e, eventualmente, sinais flogísticos.

Avaliação do volume do membro: perimetria em pontos fixos nos dois membros ou a volumetria direta.

Deve-se considerar como diagnóstico de linfedema a diferença na perimetria maior do que 2 cm ou volume maior do que 200 mL. Os exames complementares, como ultrassonografia e linfocintilografia, são utilizados quando se objetiva verificar a eficácia de tratamentos ou analisar patologias associadas.

27. Linfoterapia ou terapia complexa descongestiva:
    A) *1ª fase:* sessões diárias com duração de 4 a 6 semanas. Consiste em quatro componentes: Cuidados com a pele, integridade da pele, higiene cutânea e hidratação.

       Drenagem linfática manual (DLM), realizada pelo fisioterapeuta, com fluxo linfático direcionado das regiões acometidas para as áreas não acometidas, utilizando as vias de anastomoses linfo-linfáticas.

       Terapia compressiva, com enfaixamento em multicamadas, utilizando bandagens compressivas de curta extensibilidade, materiais de proteção, como espuma de borracha e malhas tubulares, entre outros.

       Exercícios ativos com o membro sob compressão.
    B) *2ª fase:* manutenção. Quando não há mais evolução da perda de volume do membro e da consistência da pele (prega cutânea).

       Indicação de braçadeira e/ou luva compressiva. Considera-se, para prescrição da braçadeira, a fase inicial do linfedema, observada na avaliação.[41,151,171]

Orientações:
- Cuidados com a pele.
- Exercícios contínuos.
- Automassagem: realizada nos grupos linfonodais próximos e íntegros, por 5 minutos.

Considerações sobre o Tratamento do Linfedema: a elevação do membro pode ser indicada apenas para linfedemas iniciais (fase I), de forma adjuvante, mas não é essencial ao tratamento.

Benzopironas: o tratamento com Benzopirona (Cumarin) tem sido sugerido como adjuvante, e seu uso isolado não tem sido indicado. O seu uso oral não foi aprovado pelo FDA nos EUA e na Austrália, o uso foi suspenso em razão da alta toxidade hepática.

Diuréticos: não são utilizados no tratamento para linfedema.

Tratamentos cirúrgicos, ainda em fase experimental, são reservados a casos específicos e necessitam de maior acompanhamento.

Bandagem neuromuscular (Taping), *laser* de baixa frequência e bomba pneumática estão sendo utilizados, mas ainda sem comprovação científica.

Eletroestimulação pode ser utilizada na ineficácia da contração muscular ativa.

28. Fadiga: a prática de exercícios aeróbicos, associados ou não a exercícios resistidos, diminui a fadiga relacionada com o câncer durante o tratamento. O programa de exercícios deve basear-se nas características individuais de cada paciente e levar em conta a avaliação clínica e os resultados críticos dos exames laboratoriais.[92,152,184]

Valores de plaquetas:[154]

- *Menor que 20.000/m³:* cautela nos exercícios, apenas Atividades de Vida Diária (AVD), com preservação de energia.
- *Entre 20.000 a 30.000/m³:* exercícios fracionados passivos ou ativos, deambulação e assistência para autoajuda.
- *Entre 30.000 a 50.000/m³:* exercícios ativos livres e resistidos com carga leve (1/2 a 1 kg), deambulação.

Valores de hematócrito (Ht):

- *Ht < 25%:* exercícios leves, isométricos, evitar aeróbicos ou progressivos, AVDs assistidas.
- *Ht 25 a 35%:* exercícios aeróbicos leves, pesos leves, deambulação e autoajuda tolerados.
- *Ht > 35%:* exercícios resistidos, deambulação e autoajuda, conforme tolerância.

Náusea e vômito: a acupuntura, aplicada com acupressão, ou através do uso de TENS (eletroacupuntura), é uma das possibilidades terapêuticas não farmacológicas.[49,180]

Artralgia: crioterapia, TENS, cinesioterapia, técnicas de terapia manual, posicionamento no leito e acupuntura, utilizados isoladamente, associados entre si ou a fármacos, são os recursos fisioterapêuticos com maior evidência.[152]

Mucosite oral: terapia com *laser* de baixa intensidade nos pontos acometidos na cavidade oral.[26]

Osteopenia e osteoporose: cinesioterapia associada a exercícios de equilíbrio, de fortalecimento e carga, orientada pelo fisioterapeuta.[179]

Neuropatia: orientações das atividades de vida diária para pacientes com déficits funcionais, uso de TENS, FES (estimulação elétrica funcional), terapias manuais, técnicas para dessensibilização e outras condutas fisioterapêuticas podem diminuir os sinais, os sintomas e a perda de função.

Lesões provocadas pela infusão e extravasamento do quimioterápico em aplicações venosas periféricas: a escolha da termoterapia (aplicação de calor ou frio) como conduta dependerá do tipo de quimioterápico, do tempo de percepção do extravasamento, da quantidade do fármaco extravasado, bem como a utilização de tratamento tópico. Quando surgirem úlceras, a intervenção fisioterapêutica deverá ser realizada, visando-se diminuir as perdas funcionais, relacionadas com as regiões afetadas.[152,196]

Constipação: terapias manuais, bem como atividade física, podem melhorar e controlar a função intestinal.

29. Os cuidados e as orientações após a realização da cirurgia iniciam-se no pós-operatório imediato e são:[21,27,118]
    - Orientar quanto ao posicionamento no leito hospitalar e a mudança de decúbito.
    - Evitar deitar e levantar sobre o lado operado.
    - Posicionar o membro superior homolateral em posição confortável para a paciente.
    - Estimular deambulação precoce e, quando restrito ao leito, movimentação de membros inferiores.
    - Utilizar terapia compressiva para prevenção de Trombose Venosa Profunda.
    - Orientar a realização de exercícios de flexão e abdução do membro superior homolateral com limitação de 90°.
    - Orientar quanto ao uso de sutiã compressivo em caso de reconstrução.
    - Estimular o uso do membro superior homolateral para as atividades de higiene e vida diária.
    - Orientar quanto aos cuidados com o membro superior homolateral.

- Orientar quanto à realização de automassagem em cadeias linfonodais íntegras.
- Evitar lesões cutâneas (depilação, retirada de cutícula, queimaduras, picadas de inseto, irradiação solar etc.)
- Orientar que, neste momento, não se deve carregar peso.
- Evitar movimentos repetitivos e fazer intervalos regulares.
- Usar luvas de proteção durante atividades domésticas.
- Identificar complicações cirúrgicas e instituir tratamento adequado.
- Independente da abordagem axilar, as orientações são idênticas.

30. Orientações de exercícios:[106,120,172] os movimentos de abdução e flexão do membro superior devem ser estimulados em sua amplitude total. Fazem-se necessários a identificação e o tratamento de dor, a limitação de amplitude de movimentos e perda de força muscular.

    Alterações posturais: independente do tipo de cirurgia, as alterações posturais são evidentes e poderão ser corrigidas com técnicas de reeducação postural – RPG e/ou Pilates.

    Atenção fisioterapêutica no tratamento das complicações cirúrgicas: linfedema, fibrose do coletor linfático, seroma, linfocele, lesões nervosas (do torácico longo e intercostobraquial).

30a. Ações do fisioterapeuta no tratamento das complicações cirúrgicas:

    Fibrose do coletor linfático: o diagnóstico é feito ao se identificar os cordões ao longo do membro superior em face medial de braço, face lateral de antebraço, prolongando-se até a base do polegar e eventualmente na caixa torácica. Para tanto, tenta-se posicionar o membro superior em abdução, rotação externa e extensão do ombro, com extensão e supinação do cotovelo e extensão do punho. A presença de dor e limitação importante de amplitude de movimento (ADM) confirmam o diagnóstico.

    Tratamento:[19,20,41,60,80,97,100,120]

    Manobras de liberação miofascial a distância, associadas a ganho progressivo de ADM e orientação de exercícios.

    Manipulações diretamente sobre os cordões devem ser evitadas, pois provocam desconforto e dor, além de hematomas.

    Seroma:[2,3,103,144,157] Identificar pela palpação o aumento do volume na região operada, flutuação e balanceamento do líquido e, eventualmente, drenagem espontânea.

    Tratamento: punção realizada pela equipe médica e enfermagem. A utilização da terapia compressiva com uso de bandagens de curta extensibilidade e a limitação da amplitude dos movimentos do membro superior devem ser realizadas pelo fisioterapeuta.

Linfocele:[2] apresenta-se normalmente na região axilar média ou média anterior com conteúdo líquido ou fibrosado como uma massa arredondada, bem delimitada e móvel.

Tratamento: punção realizada pela equipe médica. A Terapia Compressiva com uso de bandagens de curta extensibilidade e limitação da amplitude dos movimentos do membro superior deve ser realizada pelo fisioterapeuta.

Lesões nervosas:

I. Lesão do torácico longo (escápula alada): teste para identificar escápula alada.

Tratamento: orientar exercícios de abdução e rotação externa do membro superior limitados a 45°.

II. Lesão do intercostobraquial:[46,78,122,166] identificar alteração de sensibilidade tátil e dolorosa do braço (axila, região medial e posterolateral do braço).

Tratamento: dessensibilizar em caso de hiperestesia e estimular na hipoestesia.

31. Radioterapia: cuidados com a pele:[28] o paciente deve manter a região a ser irradiada e todo o membro superior hidratado, proteger a região da exposição solar e manter a pele higienizada.

    Limitação de movimentos de membro superior:[27,133] Realizar exercícios e manipulações, para manutenção e ganho de amplitude de movimentos de membro superior durante a Radioterapia.

    Complicações cutâneas: a radioterapia aumenta a rugosidade da pele, além de causar fibroses e aderências. Técnicas de massagem com manipulação da pele são eficazes para fibrose e auxiliam no preparo da pele para uma posterior reconstrução. A recuperação dos movimentos auxilia na diminuição de retrações e aderências de pele.[30]

    Lesão de nervos periféricos: a radioterapia pode desenvolver fibrose ao redor dos nervos e causar disfunções de movimento. Técnicas de fisioterapia auxiliam no ganho de amplitude de movimento, na recuperação da força e no ganho de função do membro superior.[149]

    Os protocolos atuais de utilização de hormonoterapia podem ocasionar artralgia, osteopenia, osteoporose e fadiga. A fisioterapia deve ser iniciada junto à hormonoterapia, com exercícios de musculação para prevenir e minimizar a perda da densidade óssea. A artralgia deve ser tratada com cinesioterapia, TENS, técnicas de massagem e relaxamento, crioterapia e acupuntura. A atividade física deve ser estimulada e orientada para redução da fadiga.

32. Atenção fisioterapêutica às cirurgias reconstrutoras:

    Transposição miocutânea do Retoabdominal – TRAM:[42,161,163] Na avaliação pré-operatória, deve seguir as mesmas recomendações da fisioterapia ao diagnóstico de câncer de mama. As complicações mais comuns que têm indicação da intervenção da fisioterapia incluem: alterações do padrão respiratório, dor, limitação de movimentos de tronco e membros, hérnia abdominal, edema e aderências.

    - *Cuidados pós-operatórios precoces* (até retirada de pontos e dreno, ou limitar a 15 dias na ausência de pontos cirúrgicos): manter decúbito dorsal com semiflexão de tronco e joelhos; estimular e orientar a marcha, e orientar o uso de modelador compressivo, que não comprima o pedículo e que envolva desde a região doadora até as mamas. Seu uso deve ser constante de 1 a 3 meses. Além disso, deve-se indicar terapia compressiva para prevenção de Trombose Venosa Profunda, realizar exercícios respiratórios fracionados, sustentados e usar incentivadores, que devem ser realizados 3 vezes ao dia, com o objetivo de prevenir complicações respiratórias. Ao realizar os atos de defecar, tossir e espirrar, deve-se orientar o uso de um travesseiro para sustentação abdominal. Os movimentos de abdução e flexão de MMSS (membros superiores) devem estar limitados a 90°. Deve-se orientar a ingestão de alimentos que favoreçam o trânsito intestinal para evitar esforços ao evacuar (pressão abdominal).

    - *Cuidados pós-operatórios tardios:* os movimentos de MMSS (membros superiores) são liberados e estimulados em toda a amplitude. Deve-se reequilibrar a musculatura de tronco, pelve e MMII (membros inferiores) com intuito de restabelecer a postura, o esquema corporal e minimizar o quadro álgico. Ao aparecimento de edema, a drenagem linfática manual é indicada. Ao se identificar hérnia abdominal, orienta-se o uso constante de cinta abdominal compressiva e evitar movimentos de flexão de tronco.

    Reconstrução com retalho do músculo grande dorsal associada à colocação de prótese: na avaliação pré-operatória, devem-se seguir as mesmas recomendações da fisioterapia ao diagnóstico de câncer de mama. As complicações mais comuns que têm indicação da intervenção da fisioterapia incluem: dor, limitação de movimentos de tronco e membros, edema, seroma e aderências.

- *Cuidados pós-operatórios precoces* (até retirada de pontos e dreno, ou limitar a 15 dias na ausência de pontos cirúrgicos): manter decúbito dorsal ou decúbito lateral contralateral à reconstrução, estimular e orientar a marcha e indicar terapia compressiva para prevenção de Trombose Venosa Profunda. Os movimentos de abdução e flexão de MMSS devem estar limitados a 90°.
- *Cuidados pós-operatórios tardios:* os movimentos de MMSS são liberados e estimulados em toda a amplitude. Deve-se reequilibrar musculatura de tronco, com intuito de restabelecer a postura, esquema corporal e minimizar o quadro álgico. Ao aparecimento de edema, a drenagem linfática manual é indicada, podendo estar associada à terapia compressiva. Na presença de seroma, ver tratamento sugerido. A mobilização manual da prótese deve ser realizada para evitar aderências, contraturas e posicionamento inadequado.[42,185]

Reconstrução com prótese de silicone: deve-se estimular movimentação de MMSS com limitação da abdução e flexão a 90° até 15 dias de pós-operatório. A mobilização da prótese e a liberação total da ADM devem ser discutidas com o médico, conforme a técnica cirúrgica aplicada. Após a liberação médica, a mobilização da prótese deve ser realizada em todos os eixos, associada a diferentes posicionamentos do membro superior.[185]

33. Os pacientes que recebem quimioterapia, seja ela neoadjuvante ou adjuvante, têm tendência a aumentar de peso, e esta consequência indesejável é extremamente preocupante para as mulheres. A magnitude do ganho ponderal durante o tratamento quimioterápico de mulheres com câncer de mama varia de 2,1 a 5,9 kg e, em algumas séries, encontrou-se também uma correlação prognóstica adversa do ganho ponderal durante a quimioterapia e um menor intervalo livre de doença. O ganho ponderal verificado durante o tratamento é basicamente graças ao aumento da gordura e água corporais sem aumento concomitante de massa muscular, chamada de obesidade sarcopênica e é provavelmente multifatorial.[63]

Em um estudo conduzido por Demrak *et al* (2001),[64] com 53 mulheres submetidas a tratamento adjuvante para câncer de mama, constatou-se que as mulheres que ganharam peso tiveram uma atividade física significativamente menor sem alteração significativa da ingestão ou do metabolismo basal. Apontam-se ainda como causas do ganho ponderal durante a quimioterapia a labilidade emocional associada a estresse psicológico, o início da menopausa durante a QT, estar fazendo dieta nos últimos 6 meses, além do uso simultâneo de ablação ovariana ou o uso de corticoides. Outro fator que não pode ser esquecido é a frequente associação de hipotireoidismo com câncer de mama.

Possíveis alternativas para evitar o ganho ponderal durante a quimioterapia em mulheres com câncer de mama incluem aconselhamento rotineiro com nutricionista e aderência a um programa de exercício físico.[153]

34. A hormonoterapia pode favorecer o surgimento da dislipidemia, osteopenia ou osteoporose. Pode também estar associada a alterações das enzimas hepáticas e, em casos mais graves, o surgimento de esteatose hepática, colestase e hepatite. Em pacientes com hiperlipidemia preexistente, recomendam-se monitorar os níveis de colesterol e triglicérides, além de monitorar periodicamente as concentrações séricas de cálcio e das enzimas hepáticas.[93]

Os fatores de risco ambientais e genéticos que favorecem o surgimento da osteoporose podem ser: sexo feminino, etnia asiática ou caucasiana, índice de massa corporal baixa, desnutrição, etilismo, tabagismo, histórias prévias de fraturas e doenças crônicas. Recomenda-se para os pacientes com tais fatores de risco um maior benefício do emprego precoce de estratégias diagnósticas e preventivas de osteoporose.[105]

Todas as pacientes de baixo risco e aquelas cuja densitometria inicial descartou a presença de osteoporose devem aderir a modificações no estilo de vida que auxiliem na preservação de massa óssea e devem iniciar o uso profilático de cálcio e vitamina D. As principais modificações no estilo de vida incluem a adoção de uma dieta saudável, cessação do tabagismo, redução do consumo de álcool e realização de exercício físico.[93,105]

A soja possui substâncias conhecidas, como fitoestrogênios, que apresentam estrutura química similar ao estrogênio, porém de origem vegetal. Essa semelhança confere a estes compostos a capacidade de estimular os receptores de estrogênio. A soja é usada frequentemente para amenizar os sintomas da menopausa. Como os tumores da mama também expressam receptores de estrogênio, o consumo de soja poderia influenciar de forma negativa na evolução do câncer de mama.[191]

A genisteína, uma das duas mais importantes isoflavonas da soja, tem atraído muita atenção, não somente por causa do seu potencial efeito antiestrogênico, mas também porque inibe várias enzimas envolvidas em processos de carcinogênese. A concentração da genisteína na maioria dos produtos de soja varia de 1-2 mg/g. As populações orientais, que apresentam baixa incidência de câncer de mama e próstata, consomem de 28-80 mg de genisteína por dia, quase toda derivada de produtos de soja, enquanto a ingestão diária de genisteína nos EUA é somente de 1-3 mg/dia. Estudos sugerem que a genisteína é a única entre as isoflavonas que possuem efeito potencial na inibição do crescimento de células cancerosas em concentrações fisiológicas, e que a daidzeína só exerce algum efeito se combinada com a genisteína.[10,11,199]

A genisteína é eficientemente absorvida no intestino. Apesar de os níveis sanguíneos deste composto serem insuficientes para inibir o crescimento de um câncer de mama estabelecido, via mecanismos quimioterapêuticos, é suficiente para regular a proliferação de células epiteliais em câncer e, sendo assim, pode exercer efeito quimiopreventivo.[10]

Outros estudos experimentais, utilizando modelos animais com indução de câncer de mama e genisteína purificada, têm demonstrado que o tempo de exposição dos animais aos isoflavonoides é crítico. Ratos tratados no período neonatal ou pré-puberal com genisteína têm tido um tempo de latência maior antes do aparecimento de tumores de mama induzidos por 7,12-dimetilbenzoantraceno e expressiva redução no número de tumores. O mecanismo preventivo da genisteína ocorre, em parte, pela sua atividade estrogênica, a qual causa diferenciação das células das glândulas mamárias mais rápida. A administração de genisteína depois de 35 dias de idade apresentou alterações menores no risco ao câncer de mama (27% de redução). Em contraste, em animais ovariectomizados, a genisteína aumentou a proliferação de células cancerosas comparado à dieta controle. Outros dois trabalhos também sugerem a contraindicação da soja para os pacientes com câncer de mama receptoras de estrogênio positivo.[45,165]

Mais estudos são necessários para identificar o benefício ou o malefício, bem como a quantidade ideal no consumo da soja. Ainda não está bem elucidada a prevenção ou promoção da progressão no câncer de mama. Não existe ainda um consenso para o seu consumo.

35. As necessidades nutricionais da paciente com câncer podem estar aumentadas ou diminuídas, dependendo da localização do tumor, estadiamento da doença e os tipos de tratamentos a que a paciente é submetida.

Podem-se observar variações no gasto energético (GE) com as diversas fórmulas empregadas para estimar as necessidades nutricionais. A calorimetria indireta é considerada um método seguro, prático, não invasivo e com facilidade de uso de equipamento portátil. Esse método é indicado para estimar as necessidades energéticas de pacientes graves, obesas e em diversas condições que requeiram avaliação individualizada. Entretanto, quando não for possível a aplicação da calorimetria indireta, recomenda-se utilizar o método de quilocaloria por quilo de peso corporal. Para pacientes oncológicos foi consensuado um método direto, de fácil aplicabilidade, utilizando a taxa calórica ideal por quilo de peso corporal.[5,36,75]

As necessidades diárias de proteínas irão depender do tipo de tratamento definido, estado nutricional prévio e complicações clínicas. No estresse prolongado, o catabolismo é intenso e de difícil controle, podendo prejudicar ou até interromper o tratamento proposto. Para pacientes sem estresse metabólico, a recomendação de proteína é de 10-15% do valor energético total (VET) da dieta, ou 0,8-1 g/kg/dia; para pacientes com estresse metabólico, a recomendação de proteína é de 1-2 g/kg/dia, dependendo da condição clínica. Foi consensuado um método rápido e prático para o cálculo proteico. Já no idoso, as necessidades proteicas dependerão em especial da situação metabólica, diferenciando as necessidades, conforme as condições de estresse.[39]

As necessidades hídricas para o adulto com estado de hidratação normal, estando com funções renal e cardíaca normais, são de 30 a 40 mL/kg/dia ou 1 a 1,5 mL/Kcal. Fatores, como vômitos, diarreia e febre, podem afetar as necessidades hídricas.[29] O Consenso Brasileiro em nutrição oncológica indica que em condições normais a oferta hídrica baseia-se na ingestão calórica, que é 1 mL/Kcal para adultos ou 35 mL/kg/dia, e para idoso, suas necessidades hídricas podem ser atendidas com 25 a 30 mL/kg peso/dia.[36]

36. As recomendações nutricionais para pacientes adultas e idosas em tratamento clínico para o câncer de mama estão descritas nos Quadros 1 e 2.

37. A maioria dos pacientes em tratamento oncológico possui risco de alteração do estado nutricional, em qualquer momento do tratamento, por diversas razões, principalmente pelos eventos adversos comuns durante a terapia antineoplásica.

A indicação da Terapia Nutricional (TN) deve seguir critérios que visem à individualidade do paciente, ao estado nutricional, ao estádio da doença, aos efeitos do tratamento e à função gastrointestinal. Os pacientes que não conseguem atingir as necessidades nutricionais através da alimentação devem ser encaminhados para TN que objetiva a prevenção ou reversão do declínio do estado nutricional ou mesmo a desnutrição e, consequentemente, melhorar as opções de tratamento e a resposta ao tratamento.[36]

VISÃO GERAL DA ATUAÇÃO INTERDISCIPLINAR

Quadro 1. Resumo das recomendações nutricionais na paciente adulta em tratamento clínico para câncer de mama[36]

Questão	Quimioterapia	Radioterapia	Pré e pós-cirúrgico
Qual método deve ser utilizado para estimativa das necessidades calóricas?	Adulto (kcal/kg/dia) Realimentação: 20 Obeso: 21-25 Manutenção de peso: 25-30 Ganho de peso: 30-35 Repleção: 35-45	Adulto (kcal/kg/dia) Realimentação: 20 Obeso: 21-25 Manutenção de peso: 25-30 Ganho de peso: 30-35 Repleção: 35-45	Adulto (kcal/kg/dia) Realimentação: 20 Obeso: 21-25 Manutenção de peso: 25-30 Ganho de peso: 30-35 Repleção: 35-45
Quais as recomendações proteicas?	Adulto (grama/kg/dia) S/complicações: 1,0-1,2 C/estresse: Moderado: 1,1-1,5 Grave e repleção proteica: 1,5-2	Adulto (grama/kg/dia) S/complicações: 1,0-1,2 C/estresse: Moderado: 1,1-1,5 Grave e repleção proteica: 1,5-2	Adulto (grama/kg/dia) S/complicações: 1,0-1,2 C/estresse: Moderado: 1,1-1,5 Grave e repleção proteica: 1,5-2
Quais as recomendações hídricas?	Adulto mL/kg/dia 18-55 anos – 35 a 30 > 60 anos – 25 Acrescentar perdas dinâmicas e descontar retenções hídricas	Adulto mL/kg/dia 18-55 anos – 35 a 30 > 60 anos – 25 Acrescentar perdas dinâmicas e descontar retenções hídricas	Adulto mL/kg/dia 18-55 anos – 35 a 30 > 60 anos – 25 Acrescentar perdas dinâmicas e descontar retenções hídricas

Fonte: Consenso Nacional de Nutrição Oncológica.

Quadro 2. Recomendações nutricionais na paciente idosa com câncer de mama[36]

Questão	Proposta
Qual método deve ser utilizado para estimativa das necessidades calóricas?	kcal/kg peso atual/dia Realimentação: 20 Obeso: 21-25 Manutenção de peso: 25-30 Ganho de peso: 30-35 Repleção: 35-45
Quais as recomendações proteicas?	Por kg peso atual/dia 1,0 a 1,25 g/kg/dia – sem estresse 1,0 a 1,25 g/kg/dia – estresse leve 1,0 a 1,25 g/kg/dia – estresse moderado e grave
Quais as recomendações hídricas?	Por kg peso atual 25 a 30 mL/kg de peso/dia – sem estresse Acrescentar perdas dinâmicas e descontar retenções hídricas
Quais as recomendações de vitaminas e minerais?	Conforme as DRI/2002, através da alimentação equilibrada. Caso persista a inadequação da ingestão, instituir Terapia Nutricional Oral (TNO) através de complementos/suplementos nutricionais

Fonte: Consenso Nacional de Nutrição Oncológica.

As diretrizes nutricionais da European Society for Clinical Nutrition and Metabolism (ESPEN) recomendam que pacientes em radioterapia sejam intensivamente aconselhados dietoterapicamente e tenham indicação de prescrição de suplementos nutricionais para aumentar a ingestão alimentar e prevenir a perda ponderal ou a interrupção da radioterapia.[90]

Segundo a Sociedade Americana de Nutrição Parenteral e Enteral a terapia nutricional em oncologia deverá ser planejada conforme o estado nutricional, tendo atenção também à qualidade e à quantidade da alimentação aceitável pelo paciente. No entanto, nos casos em que a aceitação da dieta via oral é baixa, faz-se necessária a instituição de aporte nutricional enteral ou parenteral.[75]

O critério para a indicação da via a ser utilizada vai depender do funcionamento total ou parcial do trato gastrointestinal (TGI). A via oral é a melhor opção, porém quando a ingestão alimentar estiver comprometida, a terapia nutricional enteral, via oral ou através de sondas deverá ser instituída. Sendo assim, o Consenso Nacional de Nutrição Oncológica do Brasil definiu que a terapia de nutrição enteral (TNE) por sonda deve ser indicada na impossibilidade de utilização da via oral e ingestão alimentar oral insuficiente, inferior a 60% das recomendações, sem expectativa de melhora da ingestão. A terapia nutricional parenteral (TNP) deve ser indicada na impossibilidade total ou parcial de uso do trato gastrointestinal. O desmame da TN deve ser progressivo de acordo com a reabilitação alimentar convencional e quando o paciente oncológico tiver melhora da reserva muscular, recuperação do peso e da capacidade funcional. O desmame da TNP deverá ocorrer tão logo for possível a utilização do TGI. Na vigência da instabilidade hemodinâmica a terapia nutricional deve ser suspensa.[5,36,70,75]

Recomendação similar foi proposta pela DITEN (Diretrizes da Terapia Nutricional) que refere, quando o trato gastrointestinal estiver íntegro, a via enteral deve ser a preferencial. Assim, a escolha da via dependerá da funcionalidade do trato gastrointestinal. A TN está indicada para pacientes com ingestão alimentar < 70% do gasto energético estimado, por período superior a 10 dias e para aqueles que não poderão alimentar-se por período maior do que 7 dias. A TN também é indicada para pacientes que estejam com a ingestão alimentar < 70% das necessidades nutricionais e nos quais a deterioração do estado nutricional esteja ligada à piora da qualidade de vida.[31]

A mesma diretriz refere que a sonda nasoenteral está indicada para TN de curto prazo, e as ostomias (jejunostomia e gastrostomia) devem ser indicadas se houver necessidade de TN por período superior a 4 semanas. A indicação da TNP é recomendada em casos de toxicidade gastrointestinal ou outras complicações que impeçam a ingestão enteral adequada por 7 a 14 dias. A TNP poderá ser indicada simultaneamente com a nutrição enteral (oral e via sonda), quando esta não for capaz de suprir completamente as necessidades nutricionais do paciente.

38. Alimentos e nutrientes específicos:

Ômega 3: alguns estudos clínicos demonstram efeitos benéficos da suplementação dos derivados do ômega 3, seja o ácido eicoisapentanoico (EPA) ou ácido decoisapetanoico (DHA) no tratamento e na redução do risco de câncer, principalmente de cólon, mama e próstata, seja por fonte dietética, ou por suplementação.[67]

Os ácidos graxos ômega 3 parecem ter efeito antitumoral por meio da sua ação imunomoduladora, antioxidante, anti-inflamatória e inibição direta da proliferação celular de tumores.

Doses diárias de até 7,56 g de EPA e DHA têm sido bem toleradas e têm mostrado efeitos positivos em câncer de mama e uma relação inversa entre o risco de câncer de mama e os níveis de ômega 3 no tecido adiposo mamário.[197]

Diversos estudos demonstram que o benefício do ômega 3 nos pacientes oncológicos é dose-dependente, sendo recomendados 2,0 g EPA/dia,[6-8] podendo ser utilizadas suplementações de ômega 3 de EPA: DHA, respeitando a relação de 2:1.[14,123]

Uso de antioxidantes: entre os antioxidantes não enzimáticos, que têm recebido maior atenção por sua possível ação benéfica ao organismo, estão os carotenoides, as vitaminas C (ácido ascórbico) e E (tocoferol), o selênio e os flavanoides. Os carotenoides têm papel na prevenção do câncer e são, também, potentes moduladores do crescimento e da diferenciação celular. O licopeno aparece atualmente como um dos antioxidantes mais potentes, sugerido na prevenção da carcinogênese e aterogênese. As principais fontes de carotenoides são: vegetais e frutas, sendo específicos para cada fonte, como: mamão, cenoura e abóbora para o alfacaroteno e o betacaroteno; suco de laranja para a betacriptoxantina; tomates e seus produtos, mamão, pitanga e goiaba para o licopeno; e espinafre e couve para a luteína e zeaxantina.

A vitamina C é considerada antioxidante por sua propriedade redox, que a habilita como doadora de elétrons para algumas enzimas e hormônios. Tem importante papel em evitar a formação de carcinógenos a partir de compostos precursores, podendo inibir a carcinogênese. As principais fontes são: frutas cítricas (acerola, caju, goiaba, laranja, morango) e folhosos verde-escuros.

A vitamina E inclui oito compostos, e o de maior atividade biológica é o alfatocoferol. Tem efeito antioxidante, sendo capaz de inibir o crescimento de células malignas. As principais fontes são: óleos vegetais e óleos de sementes, nozes, amêndoas, grãos integrais e gérmen de trigo.

O selênio é um componente essencial de diversas vias metabólicas e desempenha importante função no estímulo ao sistema imune e interfere no processo de carcinogênese e na fase da progressão da doença. As principais fontes de selênio são: cereais, carnes e peixes.

A associação das vitaminas A, C e E pode ajudar na minimização dos efeitos colaterais da QT, como transtornos gastrointestinais.

Entre os fitoquímicos com ação antioxidante presentes nas frutas estão os polifenóis, cujas ações fisiológicas estão relacionadas com a prevenção do câncer, principalmente em função da elevada capacidade antioxidante. Os principais grupos são os ácidos fenólicos, o clorogênico, presente no café; os estilbenos, presentes nas uvas e vinho; as cumarinas, como as furanocumarinas do aipo; as ligninas, como as lignanas da linhaça; e os flavonoides, como frutas, hortaliças, chás, cacau e soja. Entretanto, alguns compostos específicos estão em maiores concentrações em determinados alimentos, como quercetina na cebola; miricetina no brócolis; as antocianinas em frutas de coloração vermelho-arroxeada, como cereja, morango e uvas; e flavanonas em frutas cítricas, como laranja e tangerina.

Durante o Consenso Brasileiro de Nutrição Oncológica,[36] foi definido que todos os pacientes oncológicos são beneficiados com uma alimentação rica em frutas e vegetais fontes de antioxidantes (cinco ou mais porções por dia), e que na inadequação alimentar, tanto qualitativa quanto quantitativamente, o profissional poderá iniciar o uso de suplemento nutricionalmente completo com finalidade de atingir as necessidades nutricionais de acordo com a *Dietary Reference Intake* (DRI). Só devemos considerar o uso de suplementos de vitaminas e de minerais em determinadas situações fisiológicas ou clínicas específicas, como: aumento da demanda metabólica e reduzida absorção que possam implicar em deficiência de algum micronutriente, não devendo, contudo, exceder a DRI.

Os antioxidantes estão contraindicados em doses acima das recomendadas pela DRI, visto que alguns podem-se transformar em pró-oxidante, favorecendo o estresse oxidativo, e promover ou até mesmo estimular a carcinogênese.

Assim, em razão da falta de ensaios clínicos que demonstrem a dose segura e a relação entre os riscos/benefícios do uso dos antioxidantes pelos pacientes com câncer, aquelas com câncer de mama em tratamento antineoplásico devem ser desestimuladas ao uso indiscriminado de antioxidantes.[1]

Leite de vaca: nos últimos anos tem-se discutido sobre o efeito do consumo do leite e seus derivados no surgimento de algumas doenças, inclusive o câncer. Dentre os fatores etiológicos para o câncer de mama, estão a obesidade e a síndrome metabólica. Esse fato pode estar relacionado com o alto índice insulinêmico do leite e seus derivados, que pode contribuir para o surgimento da resistência insulínica, assim como um aumento nos níveis do fator de crescimento insulina símile tipo 1(IGF-1). A ação insulinotrópica pode ser explicada pela presença da proteína no leite, assim como pela presença da caseína, estimulando a liberação do IGF-1 e dos aminoácidos triptofano, leucina, isoleucina e glutamina que aumentam os níveis séricos do GH (hormônio do crescimento).[56,125,126]

No leite de derivados, foram identificados também hormônios estrogênios (estradiol, estrona e estriol), sendo um dos alimentos com maior quantidade de estrogênios exógenos, chegando a representar 60 a 80% da ingestão dietética desses hormônios. O principal hormônio encontrado é o sulfato de estrona, que possui uma meia-vida longa, é absorvido intacto na mucosa intestinal e pode ser convertido em estrona e estradiol. O processo de pasteurização do leite não inativa completamente esses hormônios. O alto consumo de leite e derivados pode aumentar os níveis séricos de estrogênios em humanos, e isso pode explicar a ação pró-carcinogênica e ainda estimular a proliferação celular, contribuindo para a carcinogênese.[13]

Há também a presença da β-celulina (BTC), um hormônio pertencente à família dos fatores de crescimento epidérmico (EGF). A sua presença foi identificada no leite de vaca e no colostro em 2001.[6] Por ser resistente à pasteurização e processo digestivo, a BTC chega intacta no intestino delgado humano e, quando absorvida, pode ligar-se ao receptor do EGF (EGFR), o EGFR-o e sabe-se que o aumento da sinalização do EGFR pela BTC e do número de receptores EGFR pode levar à redução de apoptose, aumento da proliferação celular, progressão e angiogênese tumoral e está presente em células cancerosas, como nas da mama.

Alguns estudos (Quadro 3) demonstram a relação do consumo de leite e derivados no desenvolvimento de câncer de mama, porém estu-

Quadro 3. Relação do consumo de leite e câncer de mama[107,137,162]

REFERÊNCIAS	PAÍS	METODOLOGIA	RESULTADOS
Dong et al.[68]		Metanálise de 18 estudos de coorte prospectivos (24.187 casos. IC 95%)	Maior ingestão de produtos lácteos total: RR 0,85 Consumo de leite: RR 0,91
Hjartakker et al.[95]	Noruega	Coorte prospectivo (Nurses Health Study II). (64.904 mulheres na pré-menopausa acompanhadas por 10 anos)	Consumo de produtos lácteos se associou significativamente ao maior risco de câncer de mama
Bessaoud et al.[22]	França	Caso-controle, (437 casos e 922 controles)	Consumo diário de leite de 134,3 g ou 271,2 g diários: OR 1,57 (95% IC 1,06-2,32)
Zhang et al.[200]	China	Caso-controle (438 casos e 438 controles)	Sem associação significativa entre o consumo de produtos lácteos e o risco de câncer de mama
Linos et al.[108]	EUA	Coorte (Nurses Health Study II), (39.268 mulheres na pré-menopausa)	Sem associações significativas entre o consumo total de leite e o risco de câncer de mama

IC = Intervalo de confiança; OR = *odds ratio*; RR = risco relativo.

dos experimentais ainda não conseguiram determinar o grau de consumo de leite e derivados capazes de alterar os níveis circulantes de estrogênios no indivíduo, portanto, não existe consenso quanto à exclusão do leite de vaca da dieta das pacientes diagnosticadas com câncer de mama. Sugere-se, porém, uma diminuição do consumo diário do leite e derivados aliada a uma orientação personalizada pelo nutricionista, até que outros estudos venham comprovar ou não os benefícios desta exclusão.

Vitamina D: a vitamina D (ou calciferol) promove a absorção de cálcio e fósforo. É essencial para o desenvolvimento normal dos ossos e dentes e atua também no sistema imunológico, no coração, no cérebro e na secreção de insulina pelo pâncreas. É uma vitamina lipossolúvel obtida a partir do colesterol, como precursor metabólico através da luz do sol e de fontes dietéticas. Ela é capaz de interferir nos processos de carcinogênese, como: modulação de eventos do ciclo celular (crescimento, diferenciação), apoptose, reparação do DNA e ação antioxidante.[104,109,187]

Atualmente, sabe-se que a Vitamina D exerce um papel hormonal e age em nível molecular, ativando mais de 200 genes que participam da regulação gênica, explicando o fato de que essa vitamina exerce importante função em algumas doenças, como o câncer.[104] A deficiência de vitamina D parece estar associada ao desenvolvimento de algumas doenças, como o câncer e pode estar relacionada com a homeostase do cálcio ou com alterações na modulação do sistema imune.[190]

Estudos observacionais demonstram uma associação inversa entre os níveis séricos da vitamina D(25[OH]D) e o risco de câncer de mama.[84]

As pacientes já diagnosticadas com câncer de mama e que estejam em uso de bifosfonatos devem ser monitoradas quanto aos níveis séricos da 25[OH]D, e se os mesmos apresentarem deficiência de vitamina D, a sua suplementação deve ser feita de acordo com a DRI *(Dietary Reference Intake)* e RDA *(Recommended Dietary Allowances)* (Quadro 4), pois a terapia com bifosfonatos pode ter efeitos desfavoráveis quando administrada em pacientes com deficiência dessa vitamina, fato que foi observado em um estudo realizado em 2008.[130]

Quadro 4. Suplementação de vitamina D de acordo com as RDA ou DRI[98]

	RDA	DRI (UL)
Mulheres (14 a 70 anos)	400 UI	600 UI
Homens (14 a 70 anos)	400 UI	600 UI
Idosos (> 71 anos)	400 UI	800 UI

Apesar de alguns estudos demonstrarem a relação inversa da vitamina com câncer, mais estudos experimentais específicos com câncer de mama são necessários para confirmar a ação da vitamina D e sua dose segura para que seja consensuado o seu uso como profilático ou até mesmo durante o tratamento, graças a sua ação antiproliferativa, antioxidante e anti-inflamatória.

A sugestão do monitoramento da vitamina D nos indivíduos que apresentem níveis séricos deficientes, faz-se necessária, bem como a suplementação de acordo com as DRI ou RDA.

Fitoterápicos: os fitoterápicos são medicamentos preparados exclusivamente de plantas ou partes de plantas medicinais, como raízes, cascas, folhas, flores e sementes, que possuem propriedades reconhecidas de diagnóstico, prevenção, tratamento e cura de doenças.

Acredita-se que muitas espécies de plantas inibem a proliferação celular maligna, aumentam a apoptose, interferem na angiogênese tumoral e assim auxiliam no tratamento do câncer.

Parece que alguns tratamentos complementares com fitoterápicos ajudam a aliviar certos sintomas do câncer, bem como efeitos secundários do tratamento oncológico. Entretanto, muitas espécies de plantas são usadas empiricamente, sem respaldo científico quanto à eficácia e segurança, o que demonstra que, em um país como o Brasil, com enorme biodiversidade, existe uma grande lacuna entre a oferta de plantas e o número reduzido de pesquisas.[34] Por este motivo, em uma primeira etapa, é necessário provar os efeitos de cada uma dessas plantas cientificamente, tanto em cultura de células, como em modelos animais. É necessário e fundamental que se desmistifique, que simplesmente pelo fato das plantas serem de origem natural são saudáveis e não apresentam riscos à saúde. Um passo importante no estudo dos fitoterápicos e plantas medicinais é o de avaliar a possibilidade destes em gerar interações medicamentosas, já que, na grande maioria das vezes, são utilizados justamente para inibir os efeitos colaterais da alopatia.

Os efeitos colaterais em razão do uso dessas substâncias são frequentes, tendo em vista que a maioria dos medicamentos utilizados para esta finalidade apresenta baixo índice terapêutico. Portanto, o consumo de algum extrato vegetal, mesmo que em pequenas doses, com finalidades imunoestimulante, antiulcerogênica ou mesmo como adaptogênico, pode levar a importantes interações medicamentosas e que, muitas vezes, passam despercebidas pelos oncologistas.

Embora existam alguns estudos que apontem o benefício no uso de plantas medicinais em pacientes oncológicos para alívio e controle de sintomas durante o tratamento, existem críticas sobre a metodologia de alguns desses trabalhos com relação aos modelos e protocolos de estudos e suas diferentes fases. Pesquisas clínicas envolvendo grupo de pacientes mais homogêneos são necessárias para confirmar a eficácia e estabelecer melhor o uso de fitoterápicos nas diferentes formas de terapêutica oncológica. Outra questão a ser considerada é a normatização no cultivo, manejo, produção, distribuição e uso de plantas medicinais, visando assegurar qualidade, eficácia e segurança do produto final, devendo abranger e garantir tratamento apropriado a todas as fases da cadeia produtiva. Diante do exposto, e graças à falta de vivência clínica na população oncológica, torna-se inviável portanto, neste momento, consensuar recomendações à prática de uso de fitoterápicos em pacientes oncológicos.[36]

Soja: a soja *(Glycine max)* é um grão rico em proteínas, considerada uma fonte de proteína completa, que contém quantidades significativas da maioria dos aminoácidos essenciais que devem ser providos ao corpo humano através de fontes externas. Estudos experimentais demonstram que a soja pode estimular tumores dependentes de estrogênio, como o câncer de mama.[131] Outro estudo demonstra que a genisteína tem efeito inibitório do tamoxifeno sobre o câncer de mama.[69]

Em virtude da falta de ensaios clínicos em humanos, e de a maioria dos trabalhos realizados ser em modelos animais ou *"in vivo"*, torna-se necessária a realização de estudos que forneçam evidências com relação ao papel do consumo de soja no câncer de mama para um consenso definitivo. Enquanto isto, com base em estudos recentes, nos casos em que o comportamento biológico do câncer for hormônio-dependente, deve-se desestimular o uso de produtos à base da proteína de soja nesses pacientes, como proteína texturizada, grão e leite de soja.[45]

Imunomoduladores: a dieta imunomoduladora possui nutrientes específicos, como arginina, glutamina, cisteína, nucleotídeos, ácidos graxos, fibras, vitaminas A, C, E e zinco, que podem ter ação direta ou indireta no sistema imune; podendo auxiliar no tratamento de pacientes com desnutrição, caquexia ou câncer, onde existe a possibilidade de ocorrer alterações metabólicas, seja por um estado inflamatório sistêmico ou por um conjunto de modificações das citocinas circulantes. Estudos sustentam que existe benefício no uso de dietas imunomoduladoras em pacientes oncológicos que venham a ser submetidos a cirurgias abdominais e do TGI. Fórmulas enriquecidas com imunomoduladores devem ser prescritas de 7 a 10 dias antes de cirurgias oncológicas de grande porte, independente do estado nutricional; e o uso deve ser descontinuado no dia da cirurgia em indivíduos sem desnutrição atual. Em indivíduos que apresentem desnutrição atual ou pregressa, deve-se manter dieta imunomoduladora por mais 7 dias após a cirurgia. Apesar de estudos indicarem benefícios com uso de dietas imunomoduladoras, há de se ter cautela com o uso indiscriminado. Em relação a pacientes em tratamento clínico, as evidências são limitadas e não sustentam a utilização de dieta imunomoduladora.

Poucos estudos demonstram os benefícios dos imunomoduladores na doença avançada, e os estudos clínicos com base em seu uso são realizados com dietas contendo diversos nutrientes específicos; fazendo-se necessários estudos mais detalhados, avaliando cada nutriente isoladamente.[36]

Glutamina: há muitos anos, a glutamina vem sendo utilizada em pacientes oncológicos para melhora da mucosite, da função intestinal e da regulação da função imune comprometida decorrente da toxicidade da terapia antineoplásica.

Sabe-se que esse aminoácido é o principal combustível oxidativo de células de replicação rápida, como enterócitos, linfócitos e fibroblastos. O papel que a glutamina exerce com relação a estimular a proliferação das células neoplásicas vem da semelhança com o metabolismo celular tumoral, proveniente da utilização da glicose. Assim como as células normais de replicação rápida utilizam a glutamina como combustível oxidativo, as células neoplásicas também a utilizam para suprir as suas demandas metabólicas e a oferta desse aminoácido pode aumentar o crescimento e a proliferação celular tumoral.[102,176,193]

Assim, a suplementação da glutamina em pacientes com câncer pode levar a uma maior disponibilidade do mesmo para as células cancerosas, sendo um nutriente anabólico para essas células.[164,192] Todas as evidências encontradas nesses estudos, associadas a tantos outros estudos experimentais controversos, corroboram para a falta de consenso quanto ao uso da glutamina de forma isolada para qualquer tipo de câncer, e mais estudos experimentais devem ser feitos para que evidências clínicas, com relação ao uso da glutamina em pacientes oncológicos, sejam estabelecidas com doses seguras e com relação risco/benefícios positivas na prática clínica.[137] Assim, seu uso não deve ser estimulado, devendo ser usado somente em casos específicos com prescrição feita por profissionais capacitados para tal (Nutrólogos e Nutricionistas).[156,166,189,192]

Atualmente, diversos estudos têm demonstrado uma forte associação entre a obesidade e o aumento do risco para alguns tipos de câncer, entre eles o de mama.[95,145] Os indivíduos obesos tem 1,5 a 3,5 vezes mais chances de desenvolver esse tipo de câncer do que indivíduos eutróficos, e essa relação aumenta ainda mais em mulheres pós-menopausadas.[77,143,177] Os prováveis mecanismos que relacionam a obesidade com o câncer de mama parecem ser explicados por alterações no metabolismo da insulina.[143]

39. A obesidade é comum em mulheres no momento do diagnóstico de câncer de mama. Os tratamentos antineoplásicos, como a quimioterapia e o uso dos inibidores de aromatase, podem contribuir para o aumento de peso dessas mulheres. Além disso, os inibidores de aromatase também contribuem para o aumento do perfil lipídico, outro fator agravante para o aparecimento das doenças cardiovasculares (DCV).

    O tratamento antineoplásico também pode ter relação com o aumento do risco de DCV. Os quimioterápicos utilizados nos protocolos para câncer de mama, (docetaxel, paclitaxel, doxorrubicina, ciclofosfamida) têm como efeitos adversos a cardiotoxicidade. A doxirrubicina aumenta o risco para a Insuficiência Cardíaca Congestiva (ICC) mesmo após 1 a 2 anos do seu uso, e a cardiotoxicidade do quimioterápico pode aumentar, quando a droga é utilizada concomitante com o bevacizumab e trastuzumab, assim como a Radioterapia, principalmente quando a mama irradiada é a esquerda, mais próxima ao coração.[91]

    Os pacientes sobreviventes de câncer de mama apresentam elevado risco para doença cardiovascular (DCV). Estes devem ser encaminhados a profissionais habilitados para tratamento de obesidade, dislipidemias e outros fatores de risco presentes que possam ter associação à DCV, para que uma vez curados de câncer, não venham futuramente a morrer desta patologia.

    É necessário, portanto, que pacientes tratados para câncer e que apresentem obesidade sejam encaminhados ao Nutricionista, profissional habilitado para realizar avaliação, diagnóstico nutricional e elaborar conduta dietoterápica para que retornem ao índice de eutrofia, diminuindo o risco de DCV no futuro.[77,117,138,178]

40. Entrar em contato com o adoecimento físico severo em si ou nas pessoas amadas causa poderosas reações nos domínios psicológico, emocional, social, existencial e espiritual, que podem demandar a busca de sentido ou significado para o fato e para a própria vida. Essas reações costumam acompanhar as pessoas com câncer, seus familiares, em razão da agressividade dos tratamentos e da possibilidade da ocorrência de graves efeitos colaterais, sequelas ou morte.

    Segundo Macieira e Barbosa (2009),[112] é importante tratar a unidade de cuidados, pois a ansiedade dos familiares pode causar exacerbação do quadro sintomático dos pacientes. Além disso, considera-se que, com o agravamento do quadro, o aumento da sintomatologia física, o reconhecimento da proximidade da morte e/ou a expressão do desejo de morrer se associe a uma elevação das taxas de transtornos mentais entre pacientes e familiares.

Portanto, é recomendável que paciente e família sejam considerados rotineiramente como uma unidade de intervenção, que tenta se reeducar para enfrentar uma nova dinâmica, desencadeada pela doença e alterações da rotina e papéis familiares. Esta unidade precisa, também, adaptar-se ao ambiente hospitalar, enfrentando incertezas e medos reais ou imaginários, afastamentos e saudades. Com este olhar, a equipe de saúde deverá planejar suas ações no sentido de assegurar o acompanhamento das necessidades gerais manifestadas, reconhecendo as dificuldades enfrentadas, com o intuito de fornecer ajuda para lidar com as novas situações e urgências.

Entre os problemas que agravam o sofrimento dos familiares estão: desigualdade frente aos recursos para tratamento da dor; miséria e falta de acesso aos recursos tecnológicos, físicos e sociais; desconhecimento quanto ao alcance dos cuidados paliativos, o que faz com que seja compreendido como tratamento de segunda linha; falta de suporte de equipe multiprofissional que atenda as múltiplas necessidades da unidade de cuidados paciente-família; e, ainda, deficiência de políticas institucionais e públicas voltadas para a formação e manejo dos cuidados paliativos, com capacitação e competência.

É preciso salientar que melhoras nos planos de tratamento e integralidade no atendimento são indissociáveis de um olhar mais amplo à saúde de todos os membros da família e da equipe de cuidadores profissionais. E ademais, preservar a dignidade da pessoa que sofre é por demais importante e é também uma medida da humanidade de nossa sociedade.

41. O impacto do tratamento pode ser devastador para o paciente, abalando sua autoestima e conduzindo ao estado de desamparo. Nesta fase, é importante que o paciente encontre um ambiente psicologicamente acolhedor, que lhe dê espaço para expressar seus sentimentos, frente a estressores biológicos e afetivos: estádio clínico da doença; ambientação por vezes assustadora da localização da radioterapia; sofrimento pela toxicidade da quimioterapia; disfunção alimentar causada por condições clínicas e emocionais; isolamento social pela aparência física e mal-estar geral; questões metabólicas que repercutem sobre a sua identidade sexual – como a menopausa induzida e a infertilidade; afastamento familiar e do trabalho; nível de dependência de terceiros e medo de não conseguir terminar os tratamentos sistêmicos. A pessoa poderá

vivenciar várias internações e apresentar um excesso de fadiga e depauperação que reduzirão sua energia física e psíquica, resultando na construção de quadros aterradores, frutos de distorções perceptivas. A atenção ao impacto emocional e a manutenção de uma boa comunicação interpessoal entre paciente, cuidadores formais e informais e familiares são imprescindíveis na assistência. Também são importantes os programas educativos, o acesso a redes de apoio e os grupos de suporte, que reforçarão a sensação de amparo e cuidado e a preservação da esperança.[139,140,150,167]

42. Souza (2007)[170] compara dois grupos de mulheres em tratamento para o câncer de mama com e sem reconstrução. Esta autora comenta que no segundo grupo, a adesão ao tratamento se dá de forma compulsória ou resignada com ênfase na esperança da cura. No grupo com reconstrução, a adesão se dá pela perspectiva de superação do problema e a reabilitação frente ao meio social e à vida. Oliveira, Morais e Sarian (2010)[134] complementam que "nas narrativas das pacientes reabilitadas são frequentes os sentimentos de valorização do corpo, de sentir-se bem e de otimismo em oposição ao outro grupo que apresenta medo do futuro do tratamento e a insatisfação pela demora da reconstrução". Estas autoras fizeram uma pesquisa com dois grupos: 41 mulheres foram submetidas à mastectomia com reconstrução mamária imediata e 35 apenas à mastectomia. Foi usado o WHOQOL-10, questionário sobre qualidade de vida da Organização Mundial da Saúde para avaliação de três momentos: na data da internação, 1 mês após a cirurgia e após 6 meses. Os resultados da pesquisa sugerem que a reconstrução mamária imediata é benéfica para aspectos psicológicos da qualidade de vida, sem afetar a funcionalidade física da mulher.

43. Para Maciel (2006),[116] a dor física deve ser avaliada detalhadamente quanto a sua intensidade, duração, características físicas, ritmo, fatores desencadeantes e atenuantes e seu alívio, desde o início do tratamento de uma doença até as últimas horas de vida. O conhecimento de estratégias para o controle da dor deve ser parte obrigatória da formação de todos os profissionais da área da saúde.

    Técnicas psicológicas de relaxamento, visualização e outras podem ser muito úteis no alívio da dor, assim como a compreensão do que se passa. Vale ressaltar que a dor física aumenta os sofrimentos psíquico e espiritual. Da mesma forma, os sofrimentos emocional e espiritual diminuem o limiar de dor.

Ainda segundo Maciel (2006),[116] além do paciente, a dor contagia toda a família, o ambiente e quem o frequenta. Após dias de sofrimento testemunhado, os conviventes mais próximos costumam ficar alheios à dor e mergulhar em outro tipo de sentimento muito profundo, de tristeza e impotência.

44. É necessário mudar a mentalidade, muitas vezes vigente, que é normal sentir náuseas, vômitos e dores; sofrer com alopécia, constipação, fadiga e perdas múltiplas. No tratamento do câncer, alguns sintomas são esperados, mas não pode ser considerado normal que paciente e família fiquem reféns dos sintomas e má qualidade de vida. Todos os sintomas previstos devem ser cuidados antes mesmo dos seus aparecimentos. Por outro lado, algumas intervenções complementares não medicamentosas podem, eventualmente, ser ensinadas ao próprio paciente, aumentando assim a sua sensação de controle e influenciando na sintomatologia.

Náusea e vômito: fatores individuais em interação com os mecanismos fisiológicos associados aos episódios de náusea e vômito durante a quimioterapia podem atuar como desencadeadores ou intensificadores dos referidos sintomas e ainda como inibidores dos recursos naturais de reação e superação do indivíduo. A etiopatologia somática está comprometida em casos determinados ou de forma universal com a função psicológica. A compreensão da correlação entre determinantes de ordem física e de origem psíquica encontra respaldo nas bases da Medicina Psicossomática.

A ação assistencial é um processo complexo de integração social que, além de incluir os conhecidos atos semióticos, diagnósticos e terapêuticos, contém elementos da vida afetiva e subjetiva dos participantes.

A natureza essencial do ato médico é humanista e, portanto, a terapêutica deve estruturar-se em função da pessoa do paciente e não apenas organizar-se, preventiva ou curativamente, a partir do reconhecimento de uma patologia.

A ansiedade, embora não seja o único fator envolvido, pode intensificar o desenvolvimento dos sintomas de náusea e vômito, na presença das demais condições, e reduzir os recursos de enfrentamento necessários à superação desses sintomas. O controle dos sintomas de ansiedade por meio exclusivo de medicação nem sempre é eficaz e apresenta o inconveniente de mascarar aspectos psicológicos importantes.

De modo geral, a ansiedade e os sintomas dela decorrentes podem ser prevenidos e controlados, mediante a utilização de diversos recursos providos pela Psicologia. As técnicas de modificação de comportamento são efetivas para a redução das reações aversiva e antecipatória ao tratamento da quimioterapia, mas a intervenção comportamental não é a única utilizada para o controle de náusea antecipatória. Hipnose, visualização guiada (imagética), relaxamento muscular progressivo, relaxamentos respiratório e mental, dessensibilização sistemática e distração cognitiva são importantes ferramentas ao manejo das variáveis psicológicas determinantes dos sistemas antecipatórios e, também, das manifestações agudas ou tardias.

Caquexia e anorexia: a anorexia e a caquexia em pacientes na fase final de vida precisam ser olhadas com cuidado. Este período costuma ser muito angustiante para os familiares que associam manter a vida com alimentação – ainda que forçada – do paciente. Assim, criam-se situações de conflito, exaustão e sofrimento para todos os membros da unidade de cuidados. Neste momento, o que todos mais necessitam da equipe de saúde é o amparo que traga tranquilidade e serenidade.[55]

Constipação induzida por opioides: a constipação intestinal, importante comorbidade para pacientes que recebem terapia por opioides, é complexa, cercada de mitos, inverdades, vergonhas, ansiedades e medos, principalmente para pacientes mais idosos. Assim, os métodos terapêuticos psicológicos (hipnoterapia, psicoterapia breve, psicodinâmica, interpessoal e outras) ou as várias combinações de técnicas cognitivas e comportamentais podem ser eficazes. A sensibilidade com que o tema for tratado também resultará na diminuição dos fatores de risco de descontinuidade do tratamento. O psicólogo poderá colaborar no diagnóstico diferencial de depressão, confusão mental e outras formas de distúrbios psiquiátricos e no resgate do sentimento de controle sobre sua vida, seu corpo, doença e recuperação, diminuindo, na medida do possível, as situações de constrangimento envolvidas na constipação intestinal.[54]

Fadiga e depressão: parece ser considerável a justaposição entre a fadiga e a depressão. Fraqueza e cansaço estão entre os sintomas predominantes da depressão, e sentir-se deprimido, frequentemente, é parte da dimensão afetiva da fadiga. Um diagnóstico diferencial entre elas torna-se necessário para o correto cuidado, conforme o Consenso Brasileiro de Fadiga (2010).[55] A fadiga e a depressão podem ter dimensões físicas, cognitivas e afetivas e/ou espirituais, que interferem na motivação para viver, na alteração das atividades, nas relações sociais, no humor, trazendo repercussões psicossomáticas. No estádio final de vida, a fadiga pode representar ainda uma proteção contra o sofrimento.

Importa lembrar que, além dos pacientes, os cuidadores familiares também podem ser atingidos pelos sintomas da fadiga, com impactos físicos, mentais, sociais e econômicos. Portanto, cabe ao psicólogo legitimar suas queixas e aliviar sentimentos de culpa, porventura advindos.

45. Para Breitbart et al. (2003/2010),[38,39] diversos estudos salientam o importante papel que representa o bem-estar espiritual na proteção contra a depressão, a desesperança e o desejo de antecipar a morte. Com esta motivação criou a Terapia Centrada no Significado (MCGP – *Meaning-centered group psychotherapy*) que tem como objetivo manter ou despertar um sentido de significado, paz e propósito da vida, que auxilie no enfrentamento da doença. A MCGP foi com base na logoterapia de Victor Frankl. Seus conceitos fundamentais são:
    - Significado de vida *versus* vazio existencial: percepção que a vida tem um sentido e nunca deixa de ter um significado.
    - Liberdade de escolha do seu destino.
    - Autotranscendência.
    - Fontes de significação: realização da transcendência.
    - Criatividade: trabalho, ações, causas.
    - Experiência: natureza, arte, relacionamentos.
    - Atitudes: posturas tomadas frente ao sofrimento e problemas existenciais.
    - Herança: pessoal, familiar, cultural.

    Para resgatar a dignidade humana é preciso atender à integralidade da pessoa em sofrimento.[114] Para tanto, é necessário cuidar das dimensões física e espiritual, uma vez que o sofrimento emocional aumenta o desconforto físico. A dor intensa e o sofrimento físico não cuidados impedem as vivências de transcendência que trazem o significado para a vida.

46. Busca-se o envolvimento do paciente com seu tratamento com vistas a comprometê-lo por todo o processo com as ações necessárias à sua própria recuperação. Os programas de educação e esclarecimento voltados a pacientes e a familiares enfocam a importância da adesão aos tratamentos e das decisões compartilhadas, uma vez que criam a noção de corresponsabilidade entre pacientes, cuidadores e equipe de saúde.

47. O psicólogo tem um papel importante na reabilitação psicoemocional do paciente. Ainda que a ideia de morte imediata não esteja presente,

o estado de luto pode persistir. Alguns temas, como mutilação, sexualidade, retomada da rotina, volta ao trabalho e estigma da doença, passam agora por um processo de reelaboração e ressignificação de valores. Inicia-se uma nova jornada para compreender as representações entre o seio real e o seio simbólico, atualizando-se sobre sua imagem corporal, conhecendo as novas mamas reconstruídas, em um reencontro com sua identidade.

48. O *distress* pessoal precipitado pelo estresse profissional pode manifestar-se de diferentes formas, incluindo depressão, fadiga e baixa qualidade de vida mental. E, ainda, o *burnout* é uma das manifestações mais comuns de *distress* entre médicos que trabalham com câncer, chegando a 38% de incidência.

    O *burnout* pode prejudicar profundamente a qualidade de cuidado prestada pelo profissional e tem implicações em sua vida pessoal, que incluem a ideação suicida. Um estudo feito com 1.840 médicos americanos mostrou que os maiores índices de elevado *burnout* foram detectados no serviço privado (55%), seguido pelos médicos do setor público (39%) e do acadêmico (37%).[62] A síndrome de *burnout* é consequente a prolongados níveis de estresse no trabalho e compreende exaustão emocional, distanciamento das relações pessoais e diminuição do sentimento de realização pessoal.

    O *burnout* deve ser entendido como uma experiência individual e específica do contexto de trabalho.[121] Apesar de em 1.153 Actas do VII Simpósio Nacional de Investigação em Psicologia, na Universidade do Minho, em Portugal, serem encontradas inúmeras definições de *burnout*, Maslach et al. (2001)[121] defendem que há cinco elementos comuns a todas elas: a predominância de sintomas relacionados com a exaustão mental e emocional, a fadiga e a depressão; a ênfase nos sintomas comportamentais e mentais para além dos sintomas de natureza física; a relação destes sintomas com o trabalho; a manifestação de sintomas na ausência de antecedentes psicopatológicos; a diminuição de eficácia e desempenho no trabalho, causada por atitudes e comportamentos negativos.

    Os sintomas específicos do *burnout* em profissionais de saúde são divididos em três grupos: somáticos, psicológicos e comportamentais.

Exemplos de sintomas em cada categoria	
Somáticos	Exaustão, fadiga, cefaleias, distúrbios gastrointestinais, insônia e dispneia
Psicológicos	Humor depressivo, irritabilidade, ansiedade, rigidez, negativismo, ceticismo e desinteresse
Comportamentais	Consultas rápidas, atribuição de rótulos depreciativos para pacientes, evitamento de pacientes, ausência de contato visual

Os indicativos de *burnout* apresentam-se em forma e sequência diferentes entre homens e mulheres.

Estágio	Mulheres	Homens
1	Exaustão emocional	Despersonalização e cinismo
2	Despersonalização e cinismo	Exaustão emocional
3	Produtividade reduzida e dúvidas acerca do efeito positivo que sua prática possa ter sobre a vida de seus pacientes	Ausência

49. Os precursores do *burnout* entre profissionais de saúde incluem (mas não se restringem a): sobrecarga de trabalho, fadiga crônica, fadiga referente a sentimentos de compaixão, desequilíbrio entre dedicação à família e à carreira, ausência por doença e perda de autoconfiança.

A atenção permanente aos precursores, sintomas e indicadores de *burnout* é essencial a qualquer medida que vise a sua prevenção ou manejo terapêutico. As medidas para as duas situações (prevenção ou manejo) são as mesmas, diferindo apenas no momento de sua adoção e na rapidez dos resultados obtidos. Quando aplicadas de maneira preventiva, diante dos primeiros sintomas, ou ainda, antes mesmo que estes se manifestem, as ferramentas tendem a gerar resposta mais rápida. Se aplicadas oportunamente, as medidas preventivas apresentadas adiante devem evitar a necessidade das intervenções terapêuticas.

Clima organizacional: flexibilização de normas, acolhimento às dificuldades individuais ocasionais e reconhecimento pelo trabalho prestado são elementos cuja implementação cabe ao nível institucional, representado pelos seus gestores, que repercutem positivamente na saúde da equipe.

Educação continuada: a oportunidade de aprimoramento profissional se apresenta como fator diferencial para a satisfação profissional e a redução da insegurança no desempenho.

Grupos de discussão: entre colegas de uma mesma unidade sobre tópicos objetivos e específicos aumentam as habilidades de comunicação entre seus membros. O chefe da unidade deve servir como facilitador da discussão voltada ao equacionamento do problema em pauta, tendo em mente que é imprescindível que sejam preservadas a livre expressão de ideias e manifestação de sentimentos negativos.

CISD *(Critical Incident Stress Debriefing)*: é um processo de questionamento acompanhado e compartilhado que limita ou previne o desenvolvimento de estresse pós-traumático resultante de incidentes críticos. Conduzido por profissionais (psicólogos), leva os participantes a identificarem recursos de enfrentamento para recuperarem-se dos efeitos de evento traumático (morte de membro da equipe ou de paciente à qual esta estava altamente vinculada, erro de procedimento com consequências graves etc.). O objetivo principal é permitir que os participantes sintam que não estão sós em suas reações ao evento estressor, de modo a discutirem seus sentimentos em um ambiente protegido. Idealmente, deve ocorrer entre 24 e 72 horas após o incidente.

Grupos permanentes para reflexões, conduzido por psicólogo: com a sugestão de temas (por parte do facilitador ou dos participantes), esses grupos reflexivos não visam conclusões ou tomadas de atitude, mas proporcionam espaço de elaboração para questões subjetivas subjacentes aos diversos mundos individuais. O formato dos grupos Ballint tem sido usado com resultados extremamente positivos.

50. Desde o momento da suspeita do diagnóstico de câncer de mama, a paciente e sua família se veem totalmente envolvidos com inúmeras visitas a vários tipos de profissionais da área médica, além de exames e consultas que se sucedem. Este tipo de cuidado dá à pessoa a sensação de que, se algo não estiver a contento, será imediatamente detectado e encaminhado. As frequentes perguntas e dúvidas da paciente e seus familiares podem ser sanadas nestes encontros variados. Na hora em que o tratamento termina, a paciente sai com a recomendação de voltar em 3 ou 4 meses de posse de alguns exames. Esta modificação da rotina assusta sobremaneira, pois assolam dúvidas e fantasias sobre a possibilidade do retorno imediato da doença. A identificação de sintomas e sinais indicativos também assusta a paciente que não se acha em condições de tomar conta de sua saúde a contento.

51. Durante o período de diagnóstico e tratamentos, a vida cotidiana da paciente e seus familiares muda completamente. Em geral, a pessoa entra em licença profissional ou trabalha de forma parcial.

    A sua vida social também modifica, seus compromissos são mais espaçados e cuidadosos. No pós-operatório, os movimentos são cerceados pelos pontos e drenos. Na quimioterapia, os eventos adversos limitam e ensejam o repouso e as saídas de casa. A possível imunossupressão também limita os locais que podem ser visitados, bem como a exposição ao sol é vedada ou limitada. Na radioterapia, a pele requer cuidados, e o cansaço advindo do tratamento ou do acúmulo de tratamentos cobra seu preço. Sob outro aspecto, a rede de suporte da paciente tem, em geral, uma atitude condescendente e amistosa com faltas a compromissos, atrasos ou demandas especiais.

    É chegada a hora, também, de voltar ao trabalho. Em tempo parcial ou total, esta pessoa, que está ainda fragilizada e desejante do retorno à vida normal, pode sentir-se assustada e sem saber se conseguirá trabalhar como antes, se sua cognição está intacta e se seu ambiente de trabalho a receberá com cuidado, competição ou até hostilidade. A aparência física, com possíveis sequelas, também é motivo de questionamento.

52. O diagnóstico de câncer quebra a ilusão de imortalidade. O maior luto é o da saúde. Passada a primeira fase de tratamento, o que mais atemoriza a paciente de câncer de mama é o medo de uma recidiva. Como conviver com este receio? O reviver dos medos, da insegurança, da escolha do melhor caminho a seguir. Ela se pergunta: "Será o câncer mais forte do que eu?" Ocorre a reprogramação de metas, sempre tendo em mente, que a qualquer momento podem ter que ser reavaliadas. A paciente vivencia uma gangorra de sentimentos ora de esperança ora de ansiedade, apreensão, medo e insegurança.

53. A consciência, de como e onde vivemos, de que estamos inseridos em um grupo e sociedade, que sentimos a passagem do tempo e que temos uma identidade, leva-nos certamente a ter um projeto de vida. Tal projeto fica suspenso durante certos acontecimentos da vida de uma pessoa, e o adoecimento por câncer certamente é um destes momentos.

    O término de um tratamento oncológico leva a pessoa, muitas vezes, a repensar seu projeto de vida. Com a consciência da mortalidade, alguns comportamentos ligados a trabalho a qualquer custo, carreiras extenuantes, amigos insinceros, regras muito fracas ou muito fortes com filhos e parceiros, a relação com dinheiro e com a espiritualidade podem mudar. Nesta época, há busca por uma vida mais saudável tanto quanto a hábitos alimentares, quanto a exercícios físicos.

Abraçar um projeto pessoal, longamente acalentado, como escrever um livro, ter um filho ou desenvolver o *hobby*, também pode aparecer no horizonte da paciente. O conceito de felicidade pode sofrer modificações. Pelo lado sombrio, podemos observar uma pessoa tratada de câncer de mama não tentar mais estruturar ou reestruturar a sua vida afetiva ou abandonar um projeto custoso e a longo prazo.

54. O indivíduo que acaba de ser tratado de um câncer de mama costuma apresentar ansiedade quanto à própria autonomia trazida pela alta médica, pelos temores acerca da reinserção social e laboral, de uma possível recidiva da doença, do enfrentamento das sequelas, da vivência da sexualidade, com um corpo agora transformado e da retomada de seu projeto de vida. No caso de mulheres, nesta fase também se inicia ou dá continuidade à reconstrução das mamas. A mama, geralmente, representa a sexualidade e a feminilidade, valores que habitualmente estão abalados neste momento. Assim, a reconstrução mamária acena como a retomada da autoestima, bem como o contato médico não relacionado com a doença, mas com a reconstituição corporal, simboliza para a pessoa a superação do câncer.

A abordagem de atendimento integral não busca apenas a cura da doença, mas também a manutenção e a promoção da saúde física, psicológica e emocional, social e espiritual. No entanto, a paciente curada de câncer ou seu familiar, por terem vivido a ameaça de morte causada pela doença, podem ter a consciência constante da presença desta possibilidade. E isto pode trazer os sentimentos de ansiedade e o medo de uma desgraça iminente. Receber a alta hospitalar pode fazer este medo recrudescer – "*E se eu não perceber que o câncer voltou?*" Vários podem ser os emergentes emocionais neste momento. O auxílio sensível do psicólogo poderá transformar o medo em crescimento existencial.

54a. Para Carvalho (2008),[43] a ansiedade é um sentimento que pode surgir mesmo antes do diagnóstico e interferir até no sucesso de programas de prevenção. Além disso, impacta negativamente a qualidade de vida da paciente e dificulta o tratamento, chegando mesmo a reduzir o efeito de medicamentos antieméticos.

A severidade da doença pode ser um fator agravante de ansiedade, assim como um histórico anterior de transtornos de humor ou história de câncer na família. Outros fatores estão relacionados com a ansiedade, constituindo-se também como fatores de risco, como a idade jovem, a presença de suportes emocional e conjugal, assim como o gênero. Mulheres têm o dobro de probabilidade de apresentar quadro de ansiedade em comparação aos homens. Carvalho, VA[43] cita W. Breitbart, ao identificar as modalidades de ansiedade em pacientes com câncer: ansiedade reativa (transtorno de ajustamento com humor ansioso e transtorno de ajustamento com características emocionais mistas); transtornos de ansiedade preexistentes (transtorno do pânico, fobias, transtorno de ansiedade generalizada, transtorno do estresse pós-traumático) e ansiedade relacionada com causas médicas (dor fora de controle, causas metabólicas, efeitos colaterais de medicamentos, estados de abstinência e tumores produtores de hormônios).

A ansiedade necessita ser cuidada, de forma que pode influenciar também as pessoas que estejam se relacionando com as pacientes. Assim, cuidadores, formais ou informais, podem sofrer consequências da ansiedade das pacientes, o que pode comprometer a qualidade da relação e a eficácia dos cuidados.

Além disso, Carvalho (2008)[43] salienta que a ansiedade pode estar presente em todas as etapas da evolução da doença – prevenção, diagnóstico, tratamentos, exames de controle, recidiva, espera de tratamentos novos e na terminalidade – diferentemente de outros transtornos psiquiátricos que apenas incidem em uma ou outra das etapas de evolução da doença, como a depressão e o *delirium* (Quadro 5).

Outro transtorno de humor que costuma acometer paciente com câncer de mama e afetar o tratamento e a qualidade de vida é a depressão. Segundo Graner, Sperry e Teng (2008),[89] as pesquisas apon-

Quadro 5. Transtornos psiquiátricos nas várias fases de evolução do câncer[43]

Fases	*Delirium*	Ansiedade	Depressão
Prevenção		X	
Pré-diagnóstico		X	
Diagnóstico		X	X
Tratamento (cirurgia, quimioterapia, radioterapia)	X	X	X
Pós-tratamento		X	X
Recorrência		X	X
Progressão da doença		X	X
Terminalidade – tratamento paliativo	X	X	X

tam para consequências psicossociais significativas em mulheres com câncer de mama e depressão. Emboras os índices de depressão sejam variáveis, há alguns pontos importantes a serem ressaltados. Estudos vêm mostrando que aquelas que passaram por algum procedimento invasivo, como o cirúrgico, possuem maior tendência a apresentar depressão do que aquelas que se encontram no início da doença. Isso pode sugerir que, apesar do impacto do diagnóstico ser um fator estressante, o sofrimento seja maior a partir do momento em que as pacientes recebem a notícia da necessidade de uma mastectomia ou tumorectomia, sendo esse um momento delicado, em que se sentem fragilizadas, proporcionando, consequentemente, maior probabilidade de desenvolvimento do transtorno psiquiátrico.

Assim, para estes autores,[89] apesar da depressão ser uma reação esperada em pacientes com diagnóstico de câncer, sendo ela uma "desmoralização" vivenciada e um forte agente estressor, não se pode permitir sua banalização, ou melhor, a ocorrência de um subdiagnóstico. Além disso, deve-se considerar o impacto significativo da multimodalidade de tratamentos (cirurgia, radioterapia, quimioterapia, entre outros) bem como a lentidão do processo e a dificuldade de adaptação à nova situação, que elevam o risco de síndrome psiquiátrica. Dessa forma, é sempre importante estar atento à ocorrência, bem como à etiologia destes transtornos para um diagnóstico correto e, consequentemente, uma intervenção adequada.

55. A sexualidade é relacionada com a reprodução e a obtenção de prazer; varia conforme a cultura, a época e o indivíduo; e modifica-se ao longo da vida e do curso da doença. A saúde sexual integra aspectos somáticos, emocionais e intelectuais, enriquece a personalidade humana, a comunicação e o amor. É a capacidade de desfrutar o comportamento sexual de acordo com as éticas pessoal e social, sem medo, vergonha, culpas, tabus ou outras barreiras psicológicas. Além disso, é a principal preocupação depois da cura.

Os sobreviventes de câncer enfrentam uma miríade de efeitos a longo prazo de sua doença, diagnóstico e tratamento, e muitos são os problemas associados à disfunção sexual. Apesar de sua frequência e do grau de sofrimento que causam nos pacientes, a disfunção sexual não é efetivamente diagnosticada e tratada, e isto é particularmente verdadeiro em sobreviventes do sexo feminino.[65]

Entre os fatores psicológicos que contribuem para inibição da resposta sexual, mesmo quando existia anteriormente uma vida sexual plena e satisfatória, encontram-se aqueles com raízes biológicas, mas consequências cognitivas e comportamentais, como fadiga, depressão, insônia, mudanças corporais, dor, culpa por acharem que estão privando os parceiros da vivência da sexualidade, medo, vergonha e preocupações ligados à intimidade e expressões de proximidades emocional e física, insegurança, espiritualidade e déficits de comunicação.[198] Por este motivo, é necessário sensibilizar os profissionais para acolherem o tema em políticas e estratégias preventivas, diagnósticas e terapêuticas,[47] assim como lidarem com as questões relativas à manutenção da fertilidade.

Para Macieira e Maluf (2008),[114] perguntas sobre a qualidade dos relacionamentos íntimos podem auxiliar a paciente a discorrer sobre seus potenciais problemas e preocupações, facilitando o encaminhamento aos tratamentos especializados:

- De que forma sua condição influencia seus sentimentos sobre você mesma como mulher?
- Como o adoecimento influencia seus relacionamentos?
- Como isto interfere em sua forma de ser como esposa, parceira?
- Como sua doença afeta sua vida sexual?

Oferecer cuidados integrais e humanizar o tratamento do câncer implica em cuidar também da saúde sexual e da preservação da fertilidade, que pode trazer como vantagens a possibilidade de promover crescimento pessoal e amadurecimento conjugal, além de favorecer a adesão e enfrentamento da doença.

56. A multiplicidade de fatores a serem trabalhados nas reabilitações psicossocial e profissional da paciente oncológico corresponde à diversidade de aspectos existentes na vida e, por isso, há a necessidade de uma equipe que inter-relacione saberes e práticas, oferecendo um olhar holístico, uma assistência integral.[59]

A reabilitação da paciente com câncer não deve visar apenas a melhora das suas funções físicas, mas também facilitar a sua reintegração à comunidade, da melhor forma possível. Para tanto, importa a compreensão do seu meio ambiente, das peculiaridades de sua personalidade e de seus mecanismos de enfrentamento e suporte.

Muitas vezes, a paciente e/ou seus familiares dedicaram-se, durante um longo período, integralmente à rotina do tratamento. Quando isto acontece, há uma cisão com a vida profissional e consequente alteração no padrão socioeconômico da família.[111] O retorno à normalidade familiar após o tratamento e a reabilitação representa mais uma alteração mental e estratégica, nem sempre sem atritos.

Durante todo o processo de tratamento e após este, a ajuda de um psicólogo pode ser importante no desenvolvimento de estratégias de enfrentamento, no treinamento de habilidade de gerenciamento de estresse, ou a colocar a situação em perspectiva e, ainda, ao fornecer apoio emocional nas crises, mesmo nas causadas pela tão esperada cura.

57. Da mesma forma que a vida social e laboral da mulher que trata um câncer de mama fica em suspenso, o mesmo ocorre com a sua vida afetiva-sexual. Se ela tem um parceiro cuidadoso e amoroso, tudo fica mais fácil, e o trajeto da doença é mais leve. Muitas vezes, em decorrência de terapias hormonais, a libido não retorna da mesma forma, e a relação afetiva pode ter modificações complexas. Caso a paciente ainda não tenha um parceiro afetivo fixo, esta reinserção na vida traz consigo o questionamento sobre como iniciar um namoro, como se mostrar modificada para um homem e como se adaptar às modificações físicas, químicas e psicológicas do adoecimento e do tratamento de câncer.

58. Esperança é uma emoção na possibilidade de resultados positivos relacionados com eventos e circunstâncias da vida pessoal. A esperança requer perseverança, que pode ser entendida como a possibilidade de acreditar que algo é possível, mesmo quando há indicações do contrário. O sentido de crença deste sentimento o aproxima muito dos significados atribuídos à fé. O diagnóstico de um câncer traz de imediato o contato com a possibilidade da morte, da degradação, do desamparo, da miséria, da perda da autonomia e da indignidade. Para lidar com este possível prognóstico, a psique humana se ampara na esperança. A esperança varia de acordo com o momento do tratamento e com os prognósticos médicos. No período de acompanhamento é importante que a equipe de saúde enseje e ajude o cultivo da esperança. Quando se está esperançoso, liberam-se menos hormônios do estresse e mais endorfinas, e isto facilita o processo de manutenção da saúde como um todo.

59. Quando a doença retorna, o impacto é o de reviver os aspectos do adoecimento, seu sofrimento implícito e seus consequentes temores. Trata-se de uma experiência chocante. Embora possível, é completamente inesperada e desorganizadora da estrutura de vida de quem se relaciona com a doença. O psicólogo pode contribuir, auxiliando na aceitação da doença e facilitando o planejamento da própria vida de um modo mais criativo e construtivo. Este suporte possibilita a pessoa a participar ativamente de sua vida, ensaiando, executando, conhecendo e explorando a si mesmo e avaliando sua relação com o mundo, no enfrentamento e na aceitação da nova realidade, buscando adaptação psicossocial e qualidade de vida.[132]

60. Barros (2009)[12] sugere que, para um melhor manejo da recidiva do câncer de mama, faz-se necessário tratar a cronicidade do câncer, trabalhando as expectativas realísticas com relação à doença. Para isso, o incentivo à resiliência, pois existe uma tentativa de manter a qualidade de vida e o equilíbrio emocional relativamente bem-sucedidos.
61. Barros (2009)[12] afirma que o psicólogo deve compreender a ambivalência de sentimentos presentes nesta fase, como a possibilidade de sobreviver e de morrer ao mesmo tempo, além da incerteza. Isto exige do psicólogo sensibilidade especial e acolhimento no manejo da paciente e da família que a acompanha.
62. Reforçar a ideia de que cada experiência é única, abrindo espaço para a consideração do novo é função do psicólogo, e também preparar a paciente para receber a recidiva como uma nova situação, que comporta um espaço para renovação de suas esperanças, de sua forma de encarar a experiência e de se reinventar.
63. A atenção em cuidados paliativos tem por função trazer sentido e significado; e também possibilitar um melhor enfrentamento da situação vivida pela unidade de cuidados paciente-família, desde o diagnóstico até a cura e a reabilitação ou a fase terminal da doença. Portanto, é necessária a sua introdução tão precocemente quanto possível nos cuidados que visam aliviar o sofrimento e paliar o rigor e a violência do tratamento.

    Como envolve cuidados multidimensionais, a atenção multiprofissional no trato terapêutico se faz necessária. Alcançar o objetivo da melhora da qualidade de vida envolve a complexa gestão dos múltiplos sintomas, mas algumas intervenções complementares não medicamentosas podem, eventualmente, ser ensinadas à própria paciente e aumentar a sua sensação de controle, influenciando a sintomatologia. Outras intervenções podem, igualmente, ser ensinadas aos cuidadores, de forma a ampliar seu senso de participação e colaboração no processo de tratamento.
64. A dor e o sofrimento afetam a pessoa em toda a sua complexidade, podendo ocorrer nas dimensões social, familiar, física, emocional e espiritual em indivíduos religiosos, agnósticos ou ateus.[113] Cecily Saunders criou o conceito de "Dor Total" como forma de expressar a natureza do sofrimento humano no final da vida, que se manifesta conjuntamente em quatro domínios:

    A) **Físico:** dor e outros sintomas físicos de desconforto.

    B) **Emocional:** ansiedade, depressão, preocupação.

C) **Social:** medo da separação, sensação de abandono, luto antecipatório.

D) **Espiritual:** preocupação com a transcendência, geralmente ligada às crenças religiosas ou à ausência delas.[160]

Técnicas psicológicas de relaxamento, visualização e outras podem ser muito úteis no alívio da dor total, assim como a compreensão do que se passa. Vale ressaltar que a dor física aumenta o sofrimento psíquico e espiritual. Da mesma forma, os sofrimentos emocional, social e/ou espiritual diminuem o limiar de dor. Neste momento, cumpre atentar para as necessidades emocionais de toda a unidade de cuidados e também da equipe de saúde.

65. O controle dos sintomas é a base que sustenta os demais princípios de cuidados paliativos, tanto o controle dos sintomas da própria enfermidade e sua complicações, assim como os efeitos secundários dos tratamentos ativos, sendo estes sempre individualizados.[88,181]

Em geral, trata-se de sintomas múltiplos, intensos, multifatoriais e multidimensionais. Os mais prevalentes, independentemente dos órgãos acometidos pela progressão metastática, são dor, dispneia, anorexia, astenia, impotência funcional, estranhamento, ansiedade, depressão, insônia e *delirium*. Alguns podem ser controlados, como a dor e a dispneia, e outros necessitarão da adaptação das pacientes aos mesmos, como é o caso da debilidade e da astenia.[86,88,145]

Ao prescrever uma medicação, os objetivos devem ser o conforto, a eficácia comprovada e a presença de poucos efeitos colaterais. Deve-se evitar comprimidos grandes e de sabor desagradável, eleger vias de administração mais simples e restringir o número de drogas. Prioritariamente, deve-se usar a via oral, e se essa não for possível, a via escolhida deve ser a subcutânea.

Medidas não farmacológicas, como a aplicação de terapias físicas e massagem, propiciar ambiente seguro, tranquilo e permanecer ao lado da enferma, são extremamente úteis.

Dor: é um dos sintomas mais frequentes no câncer avançado. Alguns autores falam de dor total, indicando que a dor em geral e, em particular na oncologia, é uma experiência complexa de onde é possível definir aspectos físicos, emocionais, sociais e espirituais. São utilizados analgésicos adjuvantes, que, na escada analgésica da OMS (Organização Mundial da Saúde), consiste em quatro etapas progressivas. Entre os opioides, o mais utilizado é a morfina. A via de administração e a titulação da dose são escolhidas conforme a paciente e, portanto, altamente variáveis. É aconselhável a rotação de opioide, a depender destes critérios: toxicidade, incapacidade de controlar a dor, suspeita de desenvolvimento de tolerância e de dor difícil ou refratária.

As drogas adjuvantes (antidepressivos, anticonvulsivantes, corticoides etc.) não apresentam uma ação analgésica direta, mas alteram vários fatores que podem aumentar o limiar de dor. A administração destas drogas pode acontecer em qualquer degrau da escada analgésica da OMS.

Dispneia: o objetivo é interromper o ciclo vicioso que condiciona a dispneia, tratando concomitantemente a ansiedade com benzodiazepínicos e a taquipneia com morfina. A depender da causa, são empregadas outras drogas, como broncodilatadores e corticoides.

Anorexia: a desnutrição está relacionada com a enfermidade sistêmica e não com a falta de alimentação. Utiliza-se dexametasona ou acetato de megestrol para aumentar o apetite, já que é um sintoma que cria angústia tanto no paciente, como em cuidadores.

Xerostomia: é a sensação associada à secura da boca e responde melhor à ingesta fracionada de líquidos, associada a cuidados frequentes da cavidade oral, como a hidratação oral ou parenteral. Utiliza-se saliva artificial, gel de carboximetilcelulose a 2% e gel de lidocaína a 2%. Se apresentar Candidíase associada, utiliza-se solução antifúgica oral (nistatina oral).

Náuseas e vômitos: a escolha do tratamento baseia-se nas possíveis causas, na via em que é desencadeada (central ou periférica), no receptor do neurotransmissor envolvido e na via de administração a ser utilizada.

Em caso de estimulação vagal, estão indicados os procinéticos (Metoclopramida, Domperidona). Para atuar sobre o centro quimiorreceptor efetivo da êmese é usado o Haloperidol e, para estimulação direta do Sistema Nervoso Central, a dexametasona.

O tratamento oral é iniciado, mas se nenhuma resposta for obtida, utiliza-se a via parenteral e acrescenta-se a dexametasona. Se o sintoma não for controlado com a segunda linha de tratamento, podem ser adicionados benzodiazepinas ou ondansetron, de acordo com mecanismo envolvido. Devemos sempre ter em mente o risco de aspiração de vômito.

Confusão e *delirium*: é uma síndrome que pode ser de origem multifatorial, por isso precisamos primeiro tratar a causa. Na terminalidade, a maioria das pacientes sofre com esses sintomas. O haloperidol é a droga de primeira escolha, e a clorpromazina e o midazolam entram como segunda opção.

Estertores: são ocasionados por acúmulo de secreções. Não deve ser utilizada a aspiração, porque produz grande angústia. É indicada, farmacologicamente, Escopolamina. Define-se a agonia como o estado que precede a morte, naquelas situações em que a vida se extingue gradualmente. Há uma clara e progressiva deterioração da condição física, com diminuição do nível de consciência, desorientação, distúrbios de comunicação, dificuldade ou incapacidade de ingestão e controle de esfíncter.

As metas terapêuticas na situação de agonia são a preservação da dignidade e conforto da paciente com base nos princípios fundamentais da medicina paliativa: o controle dos sintomas, apoio emocional à paciente e família e acompanhamento espiritual.[17,87,127,145]

66. Deve ser realizada, tendo como objetivo coletar informações que irão auxiliar no planejamento dietético, devendo estar voltada para o alívio dos sintomas, bem-estar e conforto da paciente e seu cuidador.[96] Na doença avançada e na doença terminal, recomenda-se a Avaliação Subjetiva Global no momento da internação hospitalar. Para o acompanhamento, anamnese nutricional compreendendo dados clínicos, dietéticos, antropométricos (dependendo das condições da paciente e da disponibilidade de equipamentos) e sinais e sintomas apresentados. Nos cuidados ao final da vida, a avaliação nutricional restringe-se à anamnese nutricional desde a internação até o acompanhamento, com objetivo maior de identificar e amenizar a sintomatologia.[36]

    A assistência em cuidados paliativos deve ser total, ativa, contínua e integral, focando o controle da dor, confortos físico e emocional, o alívio dos sintomas e do sofrimento em busca da melhor qualidade de vida. Qualquer instrumento de avaliação nutricional que possa gerar desconforto físico ou emocional não deve ser utilizado nesta fase.[7]

67. A orientação nutricional é conduzida mediante as queixas apresentadas pela paciente, visando o alívio dos sintomas relacionados com a alimentação, por meio de uma conduta nutricional adequada. Esta deve ser com base sempre na via de alimentação (oral ou enteral), comorbidades associadas, intolerâncias alimentares, consistência e volume da dieta, dados estes obtidos por uma anamnese alimentar detalhada. As restrições alimentares devem ser feitas somente na presença de sintomas e se a ingestão não estiver alterada. A antropometria como diagnóstico do estado nutricional no câncer avançado traz desvantagem se as paci-

entes apresentarem retenção hídrica e edema, disfarçando a detecção da perda muscular, que é a que mais contribui para a incapacidade funcional das pacientes.[40]

Dessa forma, os aspectos agradáveis da alimentação devem ser enfatizados e os esforços voltados para fazer disto algo prazeroso e sociável no final da vida, sem a preocupação com o teor, os nutrientes e a energia.[70] As necessidades nutricionais seguem do Consenso Nacional de Nutrição Oncológica, conforme Quadro 6.

A maioria dos estudos não descreve em detalhes a quantidade de calorias e de proteínas que são utilizadas para pacientes em cuidados paliativos. No entanto, alguns estudos relatam a dieta hipercalórica e hiperproteica para tentar amenizar a velocidade da perda ponderal e oferecer benefícios no cuidado e no tratamento. No câncer avançado ou terminal, as pacientes devem receber de 20 a 35 kcal/kg peso atual/dia e 1 a 1,8 g proteína/kg peso atual/dia. O cálculo realizado não garante a ingestão ou administração de 100% do que foi prescrito. É preciso respeitar a tolerância e a aceitação da paciente. Distúrbios do trato gastrointestinal são frequentes e atingem 58% dos pacientes com câncer avançado, impedindo-o de se alimentar e atingir suas necessidades nutricionais. A quantidade de calorias e proteínas que deve ser utilizada para a paciente oncológica, nesse momento, não é descrita na literatura, já que a expectativa de vida é de até 72 horas. O método utilizado para estimativa das necessidades calóricas e proteicas será conforme objetivo do plano dietoterápico (realimentação, desnutrição, obesidade, manutenção de peso, cirurgia e tratamento paliativo). A necessidade hídrica depende da sintomatologia apresentada, tolerância e sobrevida da paciente. Em geral, na adulta é de 30 a 35 mL/kg de peso/dia e, na idosa, de 25 mL/kg de peso/dia. A maior parte das pacientes em cuidados ao final da vida requer quantidades mínimas de água e alimento para saciar a fome e a sede, sendo a indicação hídrica basal preconizada de 500 mL/dia a 1.000 mL/dia. Dessa forma, a oferta tanto de líquidos como de nutrientes deve ser restringida de acordo com a aceitação, a tolerância e a sintomatologia desta paciente.[36]

68. A indicação de terapia nutricional (TN) em pacientes em cuidados paliativos ainda é controversa. Nestas condições, seu principal objetivo é evitar desconforto por meio do controle de sintomas e promoção de qualidade de vida. Embora grande parte das pacientes em cuidados paliativos apresente algum comprometimento do estado nutricional, nem sempre a recuperação através da TN é possível.[57]

Quadro 6. Resumo das recomendações nutricionais na paciente com câncer de mama em cuidados paliativos[36]

Questão	Doença avançada	Doença terminal	Cuidados ao fim da vida
Qual método deve ser utilizado para estimativa das necessidades calóricas?	• 20 kcal/kg a 35 kcal/kg/dia • Se necessário, ajustar o peso da paciente (edema, obesidade, massa tumoral)	• 20 kcal/kg a 35 kcal/kg/dia • Utilizar o peso teórico ou usual ou peso mais recente	As necessidades calóricas para a paciente oncológica no fim da vida serão estabelecidas de acordo com a aceitação e tolerância da paciente
Quais as recomendações proteicas?	• De 1 a 1,8 g ptn/kg/dia • Ajustar a recomendação proteica da paciente de acordo com o peso (edema e massa tumoral) e comorbidades (doenças renal e hepática)	• Sempre respeitar a tolerância e a aceitação da paciente • Oferecer as necessidades basais de 1 g ptn/kg/dia, podendo oferecer de 1 a 1,8 g ptn/kg/dia • Utilizar o peso teórico ou usual ou peso mais recente • Ajustar a recomendação proteica da paciente de acordo com comorbidades (doenças renal e hepática)	As necessidades proteicas para a paciente oncológica no fim da vida serão estabelecidas de acordo com a aceitação e tolerância da paciente
Quais as recomendações hídricas?	A necessidade hídrica basal é: • Adulto: de 30 a 35 mL/kg/dia • Idoso: 25 mL/kg/dia A hidratação deve ser administrada de acordo com a tolerância e a sintomatologia	A necessidade hídrica basal é: • Adulto: de 30 a 35 mL/kg/dia • Idoso: 25 mL/kg/dia A hidratação deve ser administrada de acordo com a tolerância e a sintomatologia	A necessidade hídrica basal é de, no mínimo, 500 a 1.000 mL/dia: • Adulto: de 30 a 35 mL/kg/dia • Idoso: 25 mL/kg/dia A hidratação deve ser administrada de acordo com a tolerância e a sintomatologia

A terapia nutricional enteral (TNE) via oral é a melhor opção, desde que o trato gastrointestinal (TGI) esteja íntegro, e a paciente apresente condições clínicas para utilizá-la e assim a deseje. A indicação da TNE via sonda tem tido sucesso em pacientes com impossibilidade de utilizar a via oral e que apresentam TGI funcionante, por diversos motivos como: preservar a integridade intestinal, reduzir a privação nutricional, minimizar déficits nutricionais, reduzir complicações da desnutrição, controlar sintomas, evitar a desidratação, oferecer conforto e melhorar a capacidade funcional e a qualidade de vida. A Terapia Nutricional Parenteral (TNP) pode ser indicada para a paciente em estágio avançado com impossibilidade total ou parcial do uso do trato gastrointestinal, mas não é uma via de escolha para pacientes terminais e em cuidados ao fim da vida, já que não oferece benefícios.[50,128,188]

Quando indicada, a TN deve ser iniciada em pacientes com risco nutricional ou presença de desnutrição, devendo apresentar: *Performance Status* (PS) igual ou menor do que 3 e Karnofsky *Performance Status* (KPS) igual ou maior do que 30%, pois são bons parâmetros para o valor prognóstico da doença. É essencial, independente de qualquer conduta dietoterápica, respeitar a vontade do indivíduo. Assim, antes de indicar a TN é necessário considerar os potenciais riscos e benefícios e o desejo da paciente e da família.[57]

Todos os dados da monitoração da TN serão norteados de acordo com os parâmetros concensuados pela National Research Concil: Diet, Nutrition and Cancer e ASPEN, nos Estados Unidos e devem ser registrados em formulários específicos e anexados ao prontuário. O desmame da TN ocorrerá quando o paciente apresentar melhora da ingestão alimentar via oral e será suspensa na vigência de instabilidade hemodinâmica.[73,74,188]

A decisão de manter ou suspender a alimentação e a hidratação de pacientes que estão em cuidados paliativos deve ser discutida com a equipe técnica multiprofissional, com a paciente e com seus familiares. Em alguns casos, a própria paciente decide não mais se alimentar, e esta postura deve ser respeitada, do ponto de vista moral e ético, pela equipe, considerando os princípios da autonomia. Há situações em que a recusa voluntária de alimentos e água pela paciente está relacionada com a intenção de apressar a morte, em decorrência de depressão, que se tratada, pode reverter esse quadro. Da perspectiva ética, os princípios da autonomia, beneficência e não maleficência apoiam os direitos da paciente em refutar ou questionar a retirada de algum tipo de terapia. Todavia, apesar das opiniões éticas e legais do assunto, alguns autores alegam que a retirada do tratamento nutricional é insustentável e deve ser evitada.[16]

A decisão entre utilizar, suspender ou retirar completamente a nutrição é sempre difícil e controversa. Deveriam, pois, os profissionais da saúde aplicar terapia nutricional a todo paciente que o requeira, independentemente do fato de que ele possa vir a morrer? Essa abordagem (nutrição para todos sem se importar com a condição ou preferência do paciente) é indefensável, contraintuitiva e não ética, e assinalaria a última transformação da medicina de uma arte com base na discrição clínica, para um sistema burocrático frio e sem razão.[4]

Refletir sobre questões de alimentação relacionadas com a finitude sempre provoca polêmica e opiniões discrepantes entre profissionais de saúde, familiares e a própria paciente. Em algumas situações, a paciente não se encontra mentalmente apta a tomar decisões, ficando dependente da decisão dos familiares acerca do plano de cuidados propostos.[16]

69. O diagnóstico de uma doença ameaçadora, como o câncer de mama, tem o potencial de desencadear poderosas reações nos domínios psicológicos, emocionais, sociais, existenciais e espirituais em todos os envolvidos. Essas reações costumam acompanhar pacientes com câncer, seus familiares e a própria equipe de saúde que podem buscar o psicólogo para obter melhores recursos para enfrentar a situação ou com queixas, às vezes, psicossomáticas, vagas ou indefinidas.

Caberá ao psicólogo entender e compreender o que está envolvido na queixa, no sintoma ou na patologia, para ter uma visão ampla do que está se passando com a paciente e ajudá-la a enfrentar esse difícil processo, bem como dar à família e à equipe de saúde subsídios para uma maior compreensão do momento.[146]

São indicadas intervenções psicoeducacionais de capacitação e aconselhamento terapêutico profiláticos à equipe, como forma de oferecer informações em manejo de sintomas. O treinamento de habilidades tem como foco o desenvolvimento do enfrentamento, a comunicação e a resolução de problemas.

70. Na fase terminal da doença, o atendimento integral aos pacientes amplia-se, englobando o âmbito psicológico, social e espiritual. Então, todos os saberes multidisciplinares são necessários para auxiliar pacientes e familiares quanto às melhores atitudes voltadas aos objetivos de resolver pendências, reduzir obstáculos, ansiedades e medos, além da expres-

são de emoções, principalmente aquelas de gratidão, perdão, amor e confiança.

Importa lembrar que aqueles que se propõem a este trabalho devem evitar dois erros: o primeiro é deixar-se dominar pelo desânimo e desespero, quando a paciente ainda tem esperanças para viver e realizar trabalhos inacabados de sua alma. O segundo é o apego de querer manter esta presença, quando a paciente já está sinalizando que sente a iminência da morte. Isto deve ser observado e trabalhado com os familiares também.

Neste processo de finalização, a preparação do profissional deve incluir uma reflexão sobre o sentido e o significado de sua própria vida, assim como acerca dos aspectos emocionais, psicoespirituais e cognitivos (comportamento, atitudes, reações de enfrentamento etc.) face à morte.

Cuidar do corpo liberta o espírito e traz dignidade. Tocar, com respeito e ternura, traz a confirmação afetiva do outro. É preciso ter em mente a lembrança de que o indivíduo tem profundidade e dimensão, além do que pode ser visto e apreendido: a própria essência do Ser. Aí reside a dimensão sagrada.[114]

71. O conceito de luto antecipatório apresenta a possibilidade de elaboração do luto, a partir do processo de adoecimento, que permite absorver a realidade da perda gradualmente, ao longo do tempo, resolver questões pendentes com a pessoa doente (expressar sentimentos, perdoar e ser perdoado); iniciar mudanças de concepção sobre vida e identidade; e fazer planos para o futuro de maneira que não sejam sentidos como traição à paciente.[81]

Desta forma, o processo de luto inicia-se a partir do diagnóstico potencialmente fatal, pelas perdas, concretas ou simbólicas, que esse diagnóstico trás para a pessoa e sua família.

Franco (2013)[81] localiza as seguintes fases do luto, no ponto de vista da família: crise, crônica e final.

A fase de crise: inicia-se antes do diagnóstico, quando a família tem alguma percepção ou interpreta sintomas como risco e une-se para lidar com os sintomas e sistemas médicos.

A fase crônica: traz o desafio de tentar viver uma vida normal, em condições anormais.

Fase final: quando a inevitabilidade da morte está clara, para a família há a dificuldade em lidar com a separação e o luto. E importa criar oportunidades para resolver questões não resolvidas, assim como ajudar a paciente a expressar preocupações, desejos e realizar despedidas.

Finalizando, Franco (2013)[81] destaca a necessidade de uma compreensão do luto que reconheça a revisão fundamental da visão de mundo, das crenças e das narrativas de vida. É necessário reconstruir a visão de mundo com significado, restaurando a coerência à narrativa da vida.

■ REFERÊNCIAS BIBLIOGRÁFICAS

1. Agudo A et al. Fruit and Vegetable intakes, dietary antioxidant nutrients, and total mortality in Spanish adults: findings from the Spanish co-hort of the European prospective investigation into cancer and nutrition (Epic-Spain). Am J Clin Nutrition, Bethesda 2007;85:(6):1634-42.
2. Aitken DR, Minton JP. Complications associated with mastectomy. Surg Clin North Am 1983;63:1331-52.
3. Akinci M, Cetin B, Aslan S et al. Factors affecting seroma formation after mastectomy with full axillary dissection. Acta Chir Belg 2009;109:481-83.
4. Arenas H, Anaya-Prado R, Barreira-Zepeda LM. Bioética em nutrição. In: Waitzberg DL. Nutrição oral, enteral e parenteral na prática clínica. 3. ed. São Paulo: Atheneu, 2000.
5. Arends J, Bodoky G et al. European Society for Parenteral and Enteral Nutrition. ESPEN Guidelines on enteral nutrition: non-surgical oncology. Clin Nutr 2006 Apr.;25(2):245-59.
6. Ayoub AC. Planejando o cuidar na enfermagem oncológica. Lemar: São Paulo, 2000. p. 91, cap. 10.
7. Bachmann P, Marti-Massoud C, Blanc-Vincent MP et al. Summary version of the Standards, Options and Recommendations for palliative or terminal nutrition in adults with progressive cancer. Br J Cancer 2003;89:107-10.
8. Baile WF et al. Spikes – A six-step protocol for delivering bad news: application to the patient with cancer. The Oncologist 2000;5:302-11. Acesso em 10 Fev. 2012. Disponível em: <http://theoncologist.alphamedpress.org/content/5/4/302. full>
9. Baptista MN, Santana PR. Avaliação psicológica em contextos de saúde. Lange ESN. Contribuições à psicologia hospitalar: desafios e paradigmas. São Paulo: Vetor, 2008. p. 57-73.
10. Barnes S, Sfakianos J, Coward L. Soy isoflavonoids and cancer prevention. Underlying biochemical and pharmacological issues. Adv Exp Med Biol 1996;401:87-100.
11. Barnes S. The chemopreventive properties of soy isoflavonoids in animal models of breast cancer. Breast Cancer Res Treat the Hague 1997;46(2-3):169-79.
12. Barros MCM. A experiência da recidiva em pacientes oncológicos: convivendo com a incerteza. Veit MT et al. (Eds.). Transdisciplinaridade em oncologia: caminhos para um atendimento integrado. São Paulo: HR Gráfica, 2009.
13. Bastian SE et al. Measurement of betacellulin levels in bovine serum, colostrums and milk. J Endocrinol 2001;168(1):203-12.
14. Bauer J et al. Nutrition intervention improves outcomes in patients with cancer cachexia receiving chemotherapy—a pilot study. Support Care Cancer 2005;13:270-74.
15. Beaumont T, Leadbeater M. Treatment and care of patients with metastic breast cancer. Nurs Stand 2011;25(40):49-56.
16. Benarroz MO, Faillace GBD, Barbosa LA. Bioética e nutrição em cuidados paliativos oncológicos em adultos. Cad Saúde Pública 2009;25(9):1875-82.
17. Benítez-Rosario MA, González Guillermo T. Protocolos de tratamentos em cuidados paliativos. Madrid: You & US, 2010.
18. Bergerot C, Bergerot P. Câncer, o poder da alimentação na prevenção e tratamento. São Paulo: Cultrix, 2006.
19. Bergmann A, Bourrus NS, Carvalho CM et al. Arm symptons and overall survival in brazilian patients with advanced breast cancer. Asian Pac J Cancer Prev 2011;12:2939-42.
20. Bergmann A, Mendes VV, Almeida Dias R et al. Incidence and risk factors for axillary web syndrome after breast cancer surgery. Breast Cancer Res Treat 2012;131(3):987-92.

21. Bergmann A, Ribeiro MJP, Pedrosa E et al. Fisioterapia em mastologia oncológica: rotinas do Hospital do Câncer III/INCA. *Rev Bras Cancerol* 2006;52(1):97-109.
22. Bessaoud F et al. Dietary factors and breast cancer: a case control study among a population in southern France. *Nutr Cancer* 2008;60:177-87.
23. Bevilacqua JL, Kattan MW, Bergmann A et al. Nomograms for predicting the risk of arm lymphedema after axillary dissection in breast cancer. *Ann Surg Oncol* 2012;19(8):2580-89. Acesso em: 10 Dez. 2012. Disponível em: <http://www.lymphedemarisk.com>
24. Biblioteca Virtual em Saúde (BVS). Descritores em Ciências da Saúde (DeCS). Saúde Holística. Acesso em: 10 Dez. 2012. Disponível em: <http://decs.bvs.br/cgi-in/wxis1660.exe/decsserver/>
25. Binkley JM, Harris SR, Levangie PK et al. Patient perspectives on breast cancer treatment side effects and the prospective surveillance model for physical rehabilitation for women with breast cancer. *Cancer* 2012 Apr. 15;118(8 Suppl):2207-16.
26. Bjordal JM, Bensadoun RJ, Tunèr J et al. A systematic review with meta-analysis of the effect of low-level laser therapy (LLLT) in cancer therapy-induced oral mucositis. *Support Care Cancer* 2011 Aug.;19(8):1069-77.
27. Blomqvist L, Stark B, Engler N et al. Evaluation of arm and shoulder mobility and strength after modified radical mastectomy and radiotherapy. *Acta Oncology* 2012;43:280-83.
28. Bolderston A, Lloyd NS, Wong RK et al. Supportive care guidelines group of cancer care Ontario Program in evidence-based care. The prevention and management of acute skin reactions related to radiation therapy: a systematic review and practice guideline. *Support Care Cancer* 2006 Aug.;14(8):802-17.
29. Bonassa EMA. *Enfermagem em terapêutica oncológica.* São Paulo: Atheneu, 2000.
30. Bourgeois JF, Gourgou S, Kramar A et al. A randomized, prospective study using the LPG technique in treating radiation-induced skin fibrosis: clinical and profilometric analysis. *Skin Res Technol* 2008 Feb.;14(1):71-76.
31. Brasil. Diretrizes da Terapia Nutricional: Projeto Diretrizes, volume IX/São Paulo: Associação Médica Brasileira; Brasília, DF. *Conselho Federal de Medicina;* 27-34, 129-141, 2011.
32. Brasil. Ministério da Saúde. Instituto Nacional de Câncer – INCA. *Estimativa de incidência e mortalidade por câncer.* Rio de Janeiro: INCA, 2001.
33. Brasil. Ministério da Saúde. Portaria MS/GM Nº 971. Política Nacional de Práticas Integrativas e Complementares (PNPIC) do Sistema Único de Saúde, 2006. Acesso em: 05 Jan. 2013. Disponível em: <http://portal.saude.gov.br/portal/arquivos/pdf/PNPIC.pdf>
34. Brasil. Ministério da Saúde. Instituto Nacional de Câncer – INCA. *Alimentos, nutrição, atividade física e prevenção de câncer: uma perspectiva global.* Traduzido por Athayde Hanson Tradutores. Rio de Janeiro: INCA, 2007.
35. Brasil. Ministério da Saúde. Instituto Nacional de Câncer – INCA. *Políticas e ações para prevenção do câncer no Brasil: alimentação, nutrição e atividade física.* Rio de Janeiro: INCA, 2009.
36. Brasil. Ministério da Saúde. Instituto Nacional de Câncer. *Consenso nacional de nutrição oncológica.* Rio de Janeiro: INCA, 2009.
37. Brasil. Ministério da Saúde. Instituto Nacional do Câncer – INCA, 2012. Acesso em: 10 Fev. 2013. Disponível em: <http://www1.inca.gov.br/vigilancia/mortalidade.html>
38. Breitbart W et al. Meaning-centered group psychotherapy for patients with advanced cancer: a pilot randomized controlled trial. *Psychooncology* 2010;19:21-28.
39. Breitbart W. Spirituality and meaning in palliative care. *Mundo Saúde São Paulo* 2003; Jan.-Mar.;27(1):33-44.
40. Cabral ELB, Correia MJTD. Princípios nutricionais na abordagem do câncer avançado. In: Waitzberg DL. *Dieta, nutrição e câncer.* São Paulo: Atheneu, 2006. p. 329-33.
41. Camargo MC, Marx AG. *Reabilitação física no câncer de mama.* São Paulo: Roca, 2000.
42. Cardoso MJ, Comba AS. Cirurgia oncoplástica de mama. Manual de ginecologia. 2011;52(2):587-602.

43. Carvalho VA. Transtorno de ansiedade em pacientes com câncer. Carvalho VA et al. (Eds.). *Temas em psico-oncologia*. São Paulo: Summus, 2008. Disponível em: <http://www.armvolume.com>
44. Casley-Smith, Jr. Measuring and Representing Peripheral Oedema and ITS Alterations. *Lymphalogy;* 27(2):56-70;1994. Disponível em http://armuvolume.com. Acesso em: 10/12/2012.
45. Cassidy A, Binghan S, Stchell K et al. Biological effects of isoflavones in young women:importance of the chemical composition of soyabean products. *Br J Nutrition* 1995;74(4):587-601.
46. Cerqueira WA et al. Proposta de conduta fisioterapêutica para o atendimento ambulatorial nas pacientes com escápula alada após linfadenectomia axilar. *Rev Bras Cancerol* 2009;55(2):115-20.
47. Cesnik VM, Santos MA. Desconfortos físicos decorrentes dos tratamentos do câncer de mama influenciam a sexualidade da mulher mastectomizada? São Paulo: *Revista Escola Enfermagem da USP* 2012 Aug.;46(4):1001-8.
48. CFP – Conselho Federal de Psicologia. Resolução n.7/2003. *Manual de elaboração de documentos decorrentes de avaliações psicológicas*. Acesso em: 10 Nov. 2012. Disponível em: <http://site.cfp.org.br/wp-content/uploads/2003/06/resolucao2003_7.pdf>
49. Chao LF, Zhang AL, Liu HE et al. The efficacy of acupoint stimulation for the management of therapy-related adverse events in patients with breast cancer: a systematic review. *Breast Cancer Res Treat* 2009 Nov.;118(2):255-67.
50. Chiu TY, Hu WY, Chuang RB et al. Nutrition and hydration for terminal cancer patients in Taiwan. *Support Care Cancer* 2002;10:630-36.
51. Chlebowski R, Aiello E, McTiernan A. Weight loss in breast cancer patient management. *J Clin Oncol* 2002;20(4):1128-43.
52. Ciolette A, Gouveia GR. A nutricionista no serviço de radioterapia do Hospital Israelita Albert Einstein. *Âmbito Hospitalar* 1994;7:85-91.
53. Consenso Brasileiro de Caquexia e Anorexia. Associação Brasileira de Cuidados Paliativos. *Revista Brasileira de Cuidados Paliativos* 2011;3(3 Supl 1). Acesso em: 10 Fev. 2013. Disponível em: <www.cuidadospaliativos.org.br>
54. Consenso Brasileiro de Constipação Intestinal Induzida por Opióides. *Revista Brasileira de Cuidados Paliativos* 2009;2(3 Supl 1). Acesso em: 10 Fev. 2013. Disponível em: <www.cuidadospaliativos.org.br>
55. Consenso Brasileiro de Fadiga. *Revista Brasileira de Cuidados Paliativos* 2010;3(2 Supl 1). Acesso em: 10 Fev. 2013. Disponível em: <www.cuidadospaliativos.org.br>
56. Cordain L et al. Hyperinsulinemic diseases of civilization: more than just syndrome X. *Comp Biochem Physiol* 2003;136:95-112, part A.
57. Corrêa PH; Shibuya E. Administração da terapia nutricional em cuidados paliativos. *Revista Brasileira de Cancerologia* 2007;53(3):317-23.
58. Correia C. *Diagnóstico de enfermagem da NANDA: definições e classificação – 2003-2004*. North American Nursing Association. Porto Alegre: Artmed, 2005.
59. Cunha ADC, Rúmen FA. Reabilitação psicossocial do paciente com câncer. Carvalho VA et al. (Eds.) *Temas em psico-oncologia*. São Paulo: Summus, 2008.
60. Davies S, Logan K. Cording following breast cancer surgery: A retrospective analysis and discussion of current literature. Acesso em: 15 Mar. 2013. Disponível em: <www.lymphology.asn.au>
61. Davim RMB et al. Autoexame de mama: conhecimento de usuárias atendidas no ambulatório de uma maternidade escola. *Revista Latino-Americana de Enfermagem* 2003;11(1):21-27. [online]
62. Deckard GJ, Hicks LL, Hamory BH. The occurrence and distribution of burnout among infectious diseases physicians. *J Infect Dis* 1992;165:224-28.
63. Del Giglio A. A quimioterapia adjuvante para câncer de mama engorda? *Revista Associação Médica Brasileira* 2004;50(3):238-38, [online].

64. Demrak-Wahnefried W, Peterson BL, Winer EP et al. Changes in weight, body composition, and factors influencing energy balance among premenopausal breast cancer patients receiving adjuvant chemotherapy. *J Clin Oncol* 2001;19(9):2381-89.
65. Desimone et al. Sexual dysfunction in female cancer survivors. *Am J Clin Oncol* 2012 May 24.
66. Dias NM, Radomiles MES. A implantação do serviço de psicologia no Hospital Geral: uma proposta de desenvolvimento de instrumentos e procedimentos de atuação. Rio de Janeiro: *Revista da Sociedade Brasileira de Psicologia Hospitalar* (SBPH), 2006 Dez.;9(2).
67. Dimri M et al. Dietary Omega-3 polyunsatured fatty acids supress expression of EZH2 in breast câncer. *Carcinogenesis* 2010;31(3):489-95.
68. Dong JY et al. Dairy consumption and risk of breast cancer: a meta-analysis of prospective co-hort studies. *Breast Cancer Res Treat* 2011;127(1):23-21.
69. Du M et al. Low-dose dietary genistein negates and therapeutic effect of tamoxifen in athymic nude mice. *Carcinogenesis* 2012 Apr.;33(4):895-901.
70. Eldridge B. Terapia nutricional para prevenção, tratamento e recuperação do câncer. Mahan LK, Escott-Stump S. *Krause: alimentação, nutrição e dietoterapia*. 11. ed. São Paulo: Roca, 2005. p. 952-99. Disponível em: <http://www.expertconsultbook.com/expertconsult/ob/book.do?method=display&type=bookPage&decorator=none&eid=4-u1.0-B978-1-4377-1619-1..00003-2–s0135&isbn=978-1-4377- 1619-1>
71. Emanuel LL, Librach SL. *Palliative care: core skills and clinical competencies*. Elsevier: 2. ed. Acesso em: 10 Dez. 2012. Disponível em: <http://www.expertconsultbook.com/expertconsult/ob/book.do?method=display&type=bookPage&decorator= none&eid=4-u1.0-B978-1-4377-1619-1..00003-2–s0135&isbn= 978-1- 4377-1619-1>
72. Estados Unidos da América. *American Institute for Cancer Reserarch. World cancer research found food, nutrition and the prevention of cancer: a global perspective*. Washington: AICR, 1997.
73. Estados Unidos da América. American Society for Parenteral and Enteral Nutrition – ASPEN, 1998.
74. Estados Unidos da América. National Research Council – Diet, Nutrition and Cancer – National Academy Press – Washigton, 2002.
75. Estados Unidos da América. American Society for Parenteral and Enteral Nutrition – ASPEN, 2006.
76. Falagas ME et al. The effect of psychosocial factors on breast cancer outcome: a systematic review. *Breast Cancer Res* 2007;9(4):R44.
77. Feigelson HS et al. Adult Weight gain and histopathologic characteristics of breast cancer among postmenopausal women. *Cancer* 2006;107:12-21.
78. Ferreira AS. Nervos proximais do nervo superior. Ferreira AS. *Lesões nervosas periféricas – Diagnóstico e tratamento*. São Paulo: Santos, 2001.
79. Fongaro ML, Sebastiani R. Roteiro de avaliação psicológica aplicado ao Hospital Geral. Angerami-Camon WA. (Ed.). *E a psicologia entrou no hospital*. São Paulo: Pioneira, 1996. p. 5-55.
80. Fourie WJ, Robb KA. Physiotherapy management of axillary web syndrome following breast cancer treatment: discussing the use of soft tissue techniques. *Physiotherapy* 2009;95(4):314-20.
81. Franco MHP. *Luto em cuidados paliativos*. Texto extraído do site "Estações – Instituto de Psicologia". Acesso em: 10 Mar. 2013. Disponível em: <http://www.4estacoes.com/pdf/textos_ saiba_mais/luto_em_cuidados_paliativos.pdf>
82. Friedenreich CM, Orenstein MR. Physical activity and cancer prevention: etiologic evidence and biological mechanisms. *J Nutricion* 2002;132(2 Suppl):3456-64.
83. Friedenreich CM, Woolcott CG et al. Alberta physical activity and breast cancer prevention trial: sex hormone changes in a year-long exercise intervention among postmenopausal women. *J Clin Oncol* 2010;28(9):1458-66.

84. Garland CF et al. What is the dose-response relationship between vitamina D and cancer risk? *Nutr Rev* 2007;65:591-95.
85. Gianini MMS. *Câncer e gênero: enfrentamento da doença*. Tese de Mestrado. PUC-São Paulo, 2007. Acesso em: 10 Nov. 2012. Disponível em: <www.psicologia.com.pt>
86. Gómez Batista X, Espinosa J, Porta-Sales J et al. Modelos de atención, organização e melhora da qualidade para a atenção aos pacientes em fase terminal e sua família: cuidados paliativos. *Med Clin* 2010;135(2)83-89.
87. Gómez Sancho M. *Controle de sintomas no paciente com câncer terminal*. Madrid: Asta Médica, 1992.
88. González Barón M, Ordóñez A, Feliu J et al. *Tratado de medicina paliativa e tratamento de suporte ao paciente com câncer*. 2. ed. Madrid: Panamericana, 2006.
89. Graner KM, Sperry LC, Teng CT. Aspectos psiquiátricos do paciente com câncer. Carvalho VA et al. (Eds.). *Temas em psico-oncologia*. São Paulo: Summus, 2008.
90. Guimarães GC, Oliveira T, Aibara EH et al. Nutrição e câncer. *Acta Oncol Bras* 2002;22(1):227-32.
91. Haddad CF. Radioterapia adjuvante no câncer de mama operável. *Femina* 2011;39(6):295-302.
92. Harris SR, Schmitz KH, Campbell KL et al. Clinical practice guidelines for breast cancer rehabilitation: syntheses of guideline recommendations and qualitative appraisals. *Cancer* 2012 Apr. 15;118(8 Suppl):2312-24.
93. Hillner EB, Ingle JN, Chlebowski RT et al. American Society of Clinical Oncology 2003 Update on the role of bisphosphonates and bone health issues in women with breast cancer. *J Clin Oncol* 2003;21:4042-57.
94. Hjartaker A et al. Obesity and diabetes epidemics: cancer repercussions. *Adv Exp Med Biol* 2008;630:72-93.
95. Hjartakker A et al. Dairy consumption and calcium intake and risk of breast cancer in a prospective co-hort. The Norwegian womwn and cancer study. *Cancer Causes Control* 2010;21(11)1875-85.
96. Huhmann MB, Cunninghan RS. Importance of nutritional screening in treatment of cancer-related weight loss. *Lancet Oncology* 2005 May;6(5):334-43.
97. Josenhans E. Physiotherapeutic treatment for axillary cord formation following breast cancer surgery. *Pt_Zeitschrift fur Physiotherapeuten* 2007;59(9):868-78.
98. Institute of Medicine (IOM). Dietary reference intakes for vitamina D, 2010.
99. Kemp C, Petti DA, Ferraro O et al. *Câncer de mama – Prevenção primária. Projeto diretrizes*. Associação Médica Brasileira; Conselho Federal de Medicina; Sociedade Brasileira de Mastologia; Federação Brasileira de Ginecologia e Obstetrícia, 2002.
100. Koehler L. Case Study: axillary web syndrome and lymphedema, a new perspective. *National Lymphedema Network* 2006;18(3).
101. Kösters JP, Gotzsche PC. Regular self-examination or clinical examination for early detection of breast cancer. *Cochrane Database Syst Rev* 2003;2:CD003373. Acesso em: 05 Fev. 2013. Disponível em: <http://www.ncbi.nlm.nih.gov/pubmed/12804462>
102. Kuhn KS, Muscaritoli M, Whischmeyer P et al. Glutamine as indispensable nutrient in oncology; experimental and clinical evidence. *Eur J Nutr* 2010;49(4):197-210.
103. Kumar S, Lal B, Misra MC. Post-mastectomy seroma: a new look into the aetiology of an old problem. *JR Coll Surg Edinb* 1995;40:292-94.
104. Lehmann B et al. Vitamine D metabolism. *Dermatol Ther* 2010;23:2-12.
105. Lester J, Dodwell D, McCloskey E et al. The causes and treatment of bone loss associated with carcinoma of the breast. *Cancer Treat Rev* 2005;31:115-42.
106. Levangie PK, Drouin J. Magnitude of late effects of breast cancer treatments on shoulder function: a systematic review. *Breast Cancer Res Treat* 2009;116:1-15.
107. Liehr JG. Is esttradiol a genotoxic mutagenic carcinogen? *Endocr Rev* 2000;21:40-54.
108. Linos E et al. Adolescent diet in relation to breast cancer risk among premenopausal womem. *Cancer Epidemiol Biomarkers Prev* 2010;19:689-96.

109. Lips P. Vitamin D physiology. *Prog Biophys Mol Biol* 2006;92:4-8.
110. Lopes SR, Amorim SF. Avaliação psicológica no Hospital Geral. In: Bruscato WL, Beneditti C, Lopes SRA. (Eds.). *A prática da psicologia hospitalar na Santa Casa de São Paulo: novas páginas em uma antiga história*. São Paulo: Casa do Psicólogo, 2004. p. 53-68.
111. Macieira RC. A cura da doença onco-hematológica e o medo persistente dos pais: algumas considerações. *Prática Hospitalar* 2010 Set.-Out.;12(71).
112. Macieira RC, Barboza ER. *Olhar paciente-família: incluindo a unidade de cuidados no atendimento integral. Transdisciplinaridade em oncologia: caminhos para um atendimento integrado*. São Paulo: HR, 2009.
113. Macieira RC, Gimenes MGGG, Veit MT. Psico-oncologia e espiritualidade: contribuições para o enfrentamento do câncer. In: Santos FS. *Tratado de saúde e espiritualidade*. São Paulo: Atheneu. No Prelo.
114. Macieira RC, Maluf MF. Sexualidade e câncer. In: Carvalho VA *et al.* (orgs.) *Temas em psico-oncologia*. São Paulo: Summus, 2008.
115. Macieira RC, Palma RR. Psico-oncologia e cuidados paliativos. Santos FS. (Ed.). *Cuidados paliativos: diretrizes, humanização e alívio dos sintomas*. São Paulo: Atheneu, 2011. p. 323-30.
116. Maciel MGS. A dor crônica no contexto dos cuidados paliativos. *Revista Prática Hospitalar, São Paulo* 2006 Set./Out.;8(47):46-49.
117. Mancini MC, Gelonezе B, Salles JEN *et al. Tratado de obesidade*. Itapevi: AC Farmacêutica, 2010. p. 253-64.
118. Margaret L, *et al.* A prospective model of care for breast cancer rehabilitation: postoperative and postreconstructive issues. *Cancer* 2012 Apr. 15;118(8 Suppl):2226-36.
119. Marques SL, PA, Pierinll AMG. Fatores que influenciam a adesão de pacientes com câncer à terapia antineoplásica oral. São Paulo: *Acta Paulista de Enfermagem* 2008;21(2):323-29. On-line version.
120. Marx A. *Estudo sobre a intervenção fisioterapêutica precoce e tardia na morbidade de membro superior pós-tratamento de câncer de mama* [tese]. São Paulo: Faculdade de Medicina da Universidade de São Paulo, 2006.
121. Maslach C, Schaufeli WB, Leiter MP. Job burnout. *Annu Rev Psychol* 2001;52:397-422.
122. Mastrela A *et al.* Escapula alada pós-linfadenectomia no tratamento de câncer de mama. *Revista Brasileira de Cancerologia* 2009;55(4):397-404.
123. Mateus C *et al.* Telationship between *performance* status and malnutrition in non-selected cancer patients: a nation – Wide onde-day survey. *J Clin Oncol* 2007;25:524s.
124. Mayne ST, Janerich OT. Grunwold P *et al.* Dietary beta-carotone and lung cancer risk in US nonsmoker. *JNCL* 1994;86:33-38.
125. Melnik BC *et al.* Over-stimuation of Insuline/OIGF-1 signalin by western diet may promote diseases of civilization: lessons learnt from laron syndrome. *Nutr Metab* 2011;8:41.
126. Melnik BC. Milk- the promoter of chronic Western diseases. *Med Hypotheses* 2009;72(6):631-39.
127. Miguel Reyes J, Cristian Rossar AR. Manejo do câncer metastático. *Rev Med Clin Condes* 2006;17:223-336.
128. Mirhosseini N, Fainsinger RL, Baracos V. Parenteral nutrition in advanced cancer: indications and clinical practice guidelines. *J Palliative Med* 2005;8:914-18.
129. Mohallem AGC. *Enfermagem oncológica*. São Paulo: Manole, 2007.
130. Moro JR. Vitamin effects on the immune system: vitamins A and D take centre stage. *Nat Rev Immunol* 2008 Sept.;8(9):685-98.
131. Murata M *et al.* Genistein and daidzein induce cell proliferation and their metabolites cause oxidative DNA damage in relation to isoflavona-induced cancer of estrogen-sensitive organs. *Bichem* 2004;43(9):2569-77.
132. Nucci NAG. Preparação psicológica de crianças para radioterapia. In: Nucci NAG, Perina EM. (Eds.). *As dimensões do cuidar em psico-oncologia pediátrica*. Campinas: Livro Pleno, 2005.

133. Oliveira MMF. Eficácia da fisioterapia realizada durante a radioterapia na prevenção de complicações loco-regionais em mulheres em tratamento por câncer de mama: ensaio clínico controlado. *Rev Bras Ginecol Obstet Rio de Janeiro* 2008 Feb.;30(2).
134. Oliveira RR, Morais SS, Sarian LO. Efeitos da reconstrução mamária imediata sobre a qualidade de vida das mulheres mastectomizadas. Campinas: Rev Bras Ginecol Obstetrícia 2010;32(12):602-8.
135. Pan Chacon J, Kobata CM, Liberman SPC. A mentira piedosa para o canceroso. São Paulo: *Revista da Associação Médica Brasileira* 1995;41(4):274-76.
136. Paschoal V. Nutrição clínica funcional: dos princípios à prática clínica. São Paulo: VP, 2007.
137. Paschoal V, Naves A, Sant'Anna V. *Nutrição clinica funcional: câncer.* São Paulo: VP, 2012;(7):171-77.
138. Pathel AV et al. IGF-1,IGFBP-1 and IGFBP-3 polymorphisms predict circulating IGF levels but not breast cancer risk: findings from the breast and prostate cancer co-hort consortium (BPC3). *PLos One* 2008;3(7):2578.
139. Penello L, Magalhães P. *Comunicação de más notícias: uma questão se apresenta. Comunicação de notícias difíceis: compartilhando desafios na atenção à saúde.* Coordenação Geral de Gestão Assistencial. Rio de Janeiro: INCA, 2010.
140. Perdicaris AAM, Silva MJ. A comunicação essencial em oncologia. Carvalho VA et al. *Temas em psico-oncologia.* São Paulo: Summus, 2008. p. 403-13.
141. Perera FP. Environment and cancer: who are susceptible? *Science* 1997;278:1068-73.
142. Pessini L, Bertanchini L. Novas perspectivas em cuidados paliativos: ética, geriatria, gerontologia, comunicação e espiritualidade. *O Mundo da Saúde, São Paulo* 2005;29(4):491-509.
143. Pischon T et al. Obesity and cancer. *Proc Nutr Soc* 2008;67(2):128-45.
144. Pogson CJ, Adwani A, Ebbs SR. Seroma following breast cancer surgery. *Eur J Surg Oncol* 2003;29:711-17.
145. Porta J, Gómez Batiste X, Tuca A. *Manual de controle de sintomas de pacientes com câncer avançado e terminal.* 2. ed. Madrid: ARAN, 2008.
146. Porto G, Lustosa MA. Psicologia hospitalar e cuidados paliativos. *Revista da Sociedade Brasileira de Psicologia Hospitalar* (SBPH), Rio de Janeiro 2010 Jun.;13(1):76-93, [online].
147. Qin LQ. Milk consumption is a risk factor for prostate cancer: metaanalysis of case-control studies. *Nutrition Cancer* 2004;48(1):22-27.
148. Ramos BF, Lustosa MA. Câncer de mama feminino e psicologia. Rio de Janeiro: *Revista da Sociedade Brasileira de Psicologia Hospitalar (SBPH)* 2009 Jun.;12(1).
149. Recht A, Edge SB, Solin LJ et al. Postmastectomy radiotherapy: guidelines of the American society of clinical oncology. *J Clin Oncol* 2001;19:1539-69.
150. Reis AOA. Qual é a melhor maneira de informar à paciente que é portadora de câncer de mama? In: Boff RA, Wisintainer F. (Eds.). *O que as mulheres querem saber sobre câncer de mama: as 100 perguntas mais frequentes.* 3. ed. Caxias do Sul: Mesa Redonda, 2005. p. 160-62.
151. Rezende LF, Brandino HE, Ciaco EF. Avaliação da eficácia das medidas preventivas do linfedema secundário ao tratamento cirúrgico do câncer de mama. *Revista Brasileira de Mastologia* 2008;18(4).
152. Roberge NJ. *The science of healing: the art of caring.* Chicago: APTA: Annual meeting, 2004.
153. Rock CL, Demark-Wahnefried W. Nutrition and survival after the diagnosis of breast cancer: a review of the evidence. *J Clin Oncol* 2002;20(15):3302-16;. Review Erratum in: *J Clin Oncol* 2002;20(18):3939.
154. Rodrigues DG, Cocco MN, Silva FM et al. *Atendimento fisioterapêutico a pacientes do transplante de medula óssea no período de aplasia medular.* Departamento de Hematologia e Hemoterapia do Hospital Israelita Albert Einstein. São Paulo, 2009.
155. Rossil L, Santos MA. Repercussões psicológicas do adoecimento e tratamento em mulheres acometidas pelo câncer de mama. *Psicologia:, Ciência e Profissão, Brasília,* 2003 Dez.;23(4).

156. Rotovinik KN et al. Oral glutamine supplementation during preoperative radiochemotherapy in patients with rectalcancer: a radomised double blinded placebo controlled pilot study. *Clin Nutr* 2011;30(5):567-70.
157. Sampathraju S, Rodrigues G. Seroma formation after mastectomy: pathogenesis and prevention. *Indian J Surg Oncol* 2010 Dec.;1(4):328-33.
158. Santos FS. Espiritualidade e saúde mental: espiritualidade na prática clínica. Zen Review, *Esp Saude Mental,* 2009;8821, 4.indd 2.
159. Saunders CM. *The management of terminal malignant disease.* London: Edward Arnold; 1978.
160. Schmitz KH, Speck RM, Rye SA et al. Prevalence of breast cancer treatment sequelae over 6 years of follow-up: the Pulling Through Study. *Cancer* 2012 Apr. 15;118(8 Suppl):2217-25.
161. Sclafani LM et al. Sentinel lymph node biopsy and axillary dissection: added morbidity of the arm, shoulder and chest wall after mastectomy and reconstruction. *Cancer J* 2008 July-Aug.;14(4):216-22.
162. Seiwert TY et al. The emerging role of EGFR and VEGF inhibition in the treatment of read and neck squamous cell carcinoma. *Angiogenesis Oncol* 2005;1:7-10.
163. Selber JC et al. A head-to-head comparison between the muscle-sparing free TRAM and the SIEA flaps: is the rate of flap loss worth the gain in abdominal wall function? *Plast Rec Surg* 2008;122:348-55.
164. Shanware NP et al. Glutamine: pleiotropic roles in tumor growth and stress resistance. *J Mol Med* 2011 Mar.;89(3):229-36.
165. Shu XO, Jin F, Dai Q et al. Soyfood intake during adolescente and subsequent risk of breast cancer among chinese women. *Cancer Epidemiol Biomarkers Prev* 2001;10(5):483-88.
166. Silva JLB et al. *Conduta atual nas síndromes: exercícios terapêuticos na busca da função.* Rio de Janeiro: Guanabara Koogan, 2001.
167. Silva MJP. Comunicação com o paciente fora de possibilidades terapêuticas. In: Figueiredo MTA. (Ed.). *Diagnóstico e tratamento em clínica médica.* São Paulo: Atheneu, 2006.
168. Simonetti A. *Manual de psicologia hospitalar: o mapa da doença.* São Paulo: Casa do Psicólogo, 2004.
169. Sommerman A. *Inter ou transdisciplinaridade?* São Paulo: Paulus, 2006.
170. Souza AMF. *Informações, sentimentos e sentidos relacionados a reconstrução mamária.* Rio de Janeiro: Instituto Fernandes Figueira. Dissertação de Mestrado, 2007.
171. Souza VP, Panobianco MS, Almeida AM et al. Fatores predisponentes ao Linfedema de braço referidos por Mulheres mastectomizadas. *Revista de Enfermagem UERJ* 2007;15(1):87-93.
172. Spence RR, Heesch KC, Brown WJ. Exercise and cancer rehabilitation: a systematic review. *Cancer Treat Rev* 2010 Apr.;36(2):185-94.
173. Steinmetz K, Potter JD. Vegetables, fruit and cancer. *J Epidemiology – Cancer Causes Control* 1991;2:325-57.
174. Stout NL, Binkley JM, Schmitz KH et al. A prospective surveillance model for rehabilitation for women with breast cancer. *Cancer* 2012 Apr. 15;118(8Suppl):2191-200.
175. Tavares JSC, Trad LAB. Metáforas e significados do câncer de mama na perspectiva de cinco famílias afetadas. Rio de Janeiro: *Cadernos de Saúde Pública* 2005 Mar./Abr.21(2).
176. Tazuke Y, Maeda K, Wasa M et al. Protective mechanism of glutamine on the expression of proliferating ceel nuclear antigen after cisplatine-induced intestinal mucosal injury. *Pediatri Surgint* 2011;27(2):158.
177. Tehard B et al. Several anthropometric measurements and breast cancer risk: results of the E3N Co-hort study. *Int J Obes* 2006;30(1):156-63.
178. Tehard B, Friedenreich CM et al. Effect of physical activity on women in increased risk of breast cancer: results from the E3N co-hort study. *Cancer Epidemiol Biomarkers Prev* 2006;15(1):57-64.
179. Tonezzer T, Pereira CM, Filho UP et al. Hormone therapy/adjuvant chemotherapy induced deleterious effects on the bone mass of breast cancer patients and the intervention of physiotherapy: a literature review. *Eur J Gynaecol Oncol* 2010;31(3):262-67.

180. Tonezzer T, Tagliaferro J, Cocco M et al. Uso da estimulação elétrica nervosa transcutânea aplicado ao ponto de acupuntura PC6 para a redução dos sintomas de náusea e vômitos associados à quimioterapia antineoplásica. *Revista Brasileira de Cancerologia* 2012;58(1):7-14.
181. Van Den Eiden B, Luebbe AS, Ahmedzai SH et al. The role of the palliative care team for breast cancer patients. *Lecture at the European Breast Cancer Conference* (EORTC-Europa Donna-EUSOMA), 2000 Sept. 29.
182. Veit MT. (Ed.). *Transdisciplinaridade em oncologia: caminhos para um atendimento integrado.* São Paulo: HR, 2009.
183. Veit MT. Serviço de psico-oncologia do Hospital Israelista Albert Einstein. In: Carvalho MMMJ. *Resgatando o viver: psico-oncologia no Brasil.* São Paulo: Summus, 1998.
184. Velthuis MJ, Agasi-Idenburg SC, Aufdemkampe G et al. The effect of physical exercise on cancer-related fatigue during cancer treatment: a meta-analysis of randomised controlled trials. *Clin Oncol (R Coll Radiol)* 2010 Apr.;22(3):208-21.
185. Vianna MAS. Avaliação psicológica de pacientes em reconstrução de mama um estudo piloto. *Estudos de Psicologia* 2004;21(3):203-10.
186. Vieira R. *Entrevista câncer de mama: prevenir é o melhor remédio.* Agência Fiocruz de Notícias (AFN), 2012.
187. Vuolo L et al. Vitamin D and cancer. *Endocrinol (Lausane)* 2012;3:58.
188. Waitzberg DL et al. *Dieta, nutrição e câncer.* São Paulo: Atheneu, 2006. p. 269-76.
189. Waitzberg DL et al. Desnutrição em câncer. *Oncol* 2011;34:37.
190. Wang-Gillan A et al. Evaluation of vitamina D deficiency in breast cancer patients on biphosphonates. *Oncologist* 2008;13(7):827.
191. Wei H, Bowen R, Cai Q. Antioxidant and antipromotional effects of he soybean isoflavone genistein. *Proc Soc Exp Biol Med* 1995;208(1):124-30.
192. Weikin et al. Cancer metabolism: is glutamine sweeter than glucose? *Cancer Cell* 2010;18(3):199-200.
193. Wise DR,Thompson CB. Glutamine addiction: a new therapeutic target in cancer. *Trends Biochem Sci* 2010;35(8):433.
194. World Health Organization. *Diet nutrition and the prevention of chronic diseases.* Report of a joint WHO-FAO Expert Consultation, Geneva, 2003.
195. World Health Organization. ICF checklist. Version 2.1a. Clinical for International Classification of Functioning, Disability and Health. September, 2003. Acesso em: 22 Nov. 2012. Disponível em: <http://www.who.int/ classifications/icf/training/icfchecklist.pdf>
196. Woscan Cancer Nursing and Pharmacy Group. *Chemotherapy extravasation guideline.* 2009 Sept.
197. Yee LD et al. Fatty acid supplements in women at high risk of breast cancer have dose´dependent effects on breast adipose tissue fatty acid composition. *Am J Clin Butr* 2010;91(5):1185-94.
198. Yi Jean C, Syrjala K. Sexuality after hematopoietic stem cell transplantation. *Cancer J* 2009;15(1):57-64.
199. Zava DT, Duwe G. Estrogenic and antiproliferative properties of genistein and other flavonoids in human breast cancer cells *in vitro*. *Nutrition and Cancer, Hillsdale* 1997;27(1):31-40.
200. Zhang CX et al. Dairy products, calcium intake and breast cancer risk: a case-control study in China. *Nutr Cancer* 2011;63:12-20.
201. Zugler RG, Mayne ST, Swanson CA. Nutrition and lung cancer. *Cancer Causes Control* 1996;7:157-77.

ÍNDICE REMISSIVO

Os números acompanhados de **q** referem-se a quadros.

■ A

Acompanhamento psicológico, 39
Alimentos
 funcionais, 32
  cereais integrais, 32
  chás, 32
  frutas cítricas, 32
  hortaliças folhosas, 32
  vegetais, 33
 substâncias bioativas em, **34q**
American Institute for Cancer Research, 31
 alimentação, 31
Anorexia, 68, 81
Antioxidantes
 contraindicações, 57
 uso de, 56
Artralgia
 e câncer de mama, 44
Assistência em mastologia, 3
Assistência nutricional, 36
Avaliação nutricional, 36
Avaliação psicológica, 37
 quatro aspectos, 38
Avaliação Subjetiva Global, 82
 aplicada pelo paciente, 36

■ B

Bandagem neuromuscular
 no linfedema, 44
Benzopironas
 no linfedema, 44
Burnout, 70
 indicativos de, 71
 precursores do, 71
 sintomas do, 70

■ C

Câncer
 de mama, 1
  mulheres com história familiar de, 29
  suspeita de, 35
  tratamento, 40
 prevenção e controle do, 1
 reabilitação do paciente com, 77
 sobreviventes de, 76
Caquexia e anorexia, 68
Cinesioterapia, 2
CISD, 72
Confusão e *delirium*, 81
Consenso Brasileiro de Nutrição
 Oncológica, 57
Constipação
 induzida por opioides, 68
 no câncer de mama, 45

■ D

Depressão, 68
Diretrizes Interdisciplinares em Mastologia, 5
Diretrizes nutricionais, 55
Dispneia, 81
Dor total, 79
 no câncer avançado, 80

■ E

Educação continuada, 72
Estertores, 82
Exercício da interdisciplinaridade
 pré-requisitos para o, 7, 8
  documentação de protocolos e
   rotinas, 7
  produção de conhecimento, 8
  prontuários interdisciplinares, 7
  reuniões clínicas, 8
Exercícios físicos
 prática de, 29

■ F

Fadiga
 e depressão, 48
 relacionada com o câncer, 44
Fibras, 34
Fibrose
 do coletor linfático, 46
Fitoestrogênios, 32, 33

Fitoterápicos, 60-62
    efeitos colaterais, 61
Flavonoides, 33

■ G

Gastrostomia, 55
Genisteína, 50
    absorção da, 51
    dosagem, 51
Glutamina, 63
    para pacientes oncológicos, 63
    suplementação de, 63
Grupos de discussão, 72

■ H

Hormonoterapia, 3, 50

■ I

Imunomoduladores, 62

■ J

Jejunostomia, 55

■ L

Leite de vaca, 58
    no aparecimento de câncer, 58
        relação do consumo e, **59q**
Lesões nervosas, 47
    tratamento, 47
Linfedema
    avaliação do volume, 43
    fatores de risco, 42
    inspeção e palpação, 43
    tratamento, 43
Linfocele, 47
    tratamento, 47
Linfoterapia, 43
    fases, 43
Lipídio
    papel na carcinogênese, 33
Luto antecipatório, 87
    fases do, 87

■ M

Mama
    câncer de, 1
        recursos no, 2
            enfermagem, 3
            fisioterapêuticos, 2
            nutricionais, 2
            práticas integrativas, 3
            psicossociais, 2
        tratamentos, 40
    exame clínico das, 27
Mamografias
    anormais, 29
Mastologia
    assistência em, 3, 8
Mucosite oral
    no câncer de mama, 45

■ N

Náuseas e vômitos, 81
    no câncer de mama, 44, 67
Neuropatia
    no câncer de mama, 45

■ O

Obesidade
    e câncer de mama, 64
Ômega 3, 56
Organização Mundial da Saúde, 1
Osteopenia, osteoporose
    no câncer de mama, 45

■ P

Paciente
    assistência centrada no, 1
Proteínas
    necessidades diárias de, 52
Prótese de silicone
    reconstrução com, 49

■ Q

Quimioterapia, 3
    no câncer de mama, 40

■ R

Radioterapia, 3
    no câncer de mama, 41
Reconstrução
    com prótese de silicone, 49
    com retalho do músculo grande dorsal
        associada à colocação de prótese, 48
        cuidados pós-operatórios, 49

Relatório de Alimentação e Câncer, 31
Relaxamento
   técnicas de, 66

■ S

Saúde
   holística, 1
Selênio, 57
Seroma, 46
   tratamento, 46
Silicone
   prótese de, 49
Sociedade Americana de Nutrição
   Parenteral e Enteral, 55
Soja, 50, 62

■ T

TENS, 2
Terapia nutricional, 52
   diretrizes da, 55
   enteral, 85
   indicação de, 83
   recomendações nutricionais, **53q**, **84q**
Terapias integrativas, 26
Transdisciplinaridade, 5
Transposição miocutânea do
   retoabdominal, 48
   cuidados pós-operatórios, 48
Transtornos psiquiátricos
   nas fases de evolução do câncer, **75q**

■ V

Visão geral
   da atuação interdisciplinar, 9-96
     acompanhamento, recidiva e
      terminalidade, 18
     papel
      do enfermeiro, 19
      do fisioterapeuta, 19
      do nutricionista, 20
      do psicólogo, 21
     critérios de encaminhamento às
      especialidades, **12q**

diagnóstico, 17
   papel
     do enfermeiro, 17
     do fisioterapeuta, 18
     do nutricionista, 18
     do psicólogo, 18
prevenção, 16
   papel
     do enfermeiro, 16
     do fisioterapeuta, 16
     do nutricionista, 17
     do psicólogo, 17
recidiva, 23
   papel
     do enfermeiro, 23
     do fisioterapeuta, 23
     do nutricionista, 23
     do psicólogo, 24
seguimento, 21
   papel
     do enfermeiro, 21
     do fisioterapeuta, 22
     do nutricionista, 22
     do psicólogo, 23
terminalidade, 24
   papel
     do enfermeiro, 24
     do fisioterapeuta, 25
     do nutricionista, 25
     do psicólogo, 25
textos complementares, 25
tratamento, 18
Vitamina C, 56
Vitamina D, 59
   suplementação de, **60q**
Vitamina E, 57

■ X

Xenobióticos
   no câncer de mama, 30
Xerostomia, 81